大医传承文库·名老中医带教问答录系列

罗才贵带教问答录
——峨眉伤科疗法实录

主编 罗 建 钱俊辉

U0115593

全国百佳图书出版单位
中国中医药出版社
·北 京·

图书在版编目（CIP）数据

罗才贵带教问答录：峨眉伤科疗法实录 / 罗建，钱俊辉主编 . —北京：中国中医药出版社，2023.12

（大医传承文库 . 名老中医带教问答录系列）

ISBN 978-7-5132-7971-0

Ⅰ . ①罗… Ⅱ . ①罗… ②钱… Ⅲ . ①中医伤科学—问题解答 Ⅳ . ① R274-44

中国版本图书馆 CIP 数据核字（2022）第 231873 号

中国中医药出版社出版

北京经济技术开发区科创十三街 31 号院二区 8 号楼

邮政编码　100176

传真　010-64405721

保定市中画美凯印刷有限公司印刷

各地新华书店经销

开本 710×1000　1/16　印张 10　字数 145 千字

2023 年 12 月第 1 版　2023 年 12 月第 1 次印刷

书号　ISBN 978 – 7 – 5132 – 7971 – 0

定价　49.00 元

网址　www.cptcm.com

服 务 热 线　010-64405510

购 书 热 线　010-89535836

维 权 打 假　010-64405753

微信服务号　zgzyycbs

微商城网址　https://kdt.im/LIdUGr

官 方 微 博　http://e.weibo.com/cptcm

天猫旗舰店网址　https://zgzyycbs.tmall.com

如有印装质量问题请与本社出版部联系（010-64405510）

《大医传承文库》
顾　问

顾　问（按姓氏笔画排序）

丁　樱	丁书文	马　骏	王　烈	王　琦	王小云	王永炎
王光辉	王庆国	王素梅	王晞星	王辉武	王道坤	王新陆
王毅刚	韦企平	尹常健	孔光一	艾儒棣	石印玉	石学敏
田金洲	田振国	田维柱	田德禄	白长川	冯建华	皮持衡
吕仁和	朱宗元	伍炳彩	全炳烈	危北海	刘大新	刘伟胜
刘茂才	刘尚义	刘宝厚	刘柏龄	刘铁军	刘瑞芬	刘嘉湘
刘德玉	刘燕池	米子良	孙申田	孙树椿	严世芸	杜怀棠
李　莹	李　培	李日庆	李中宇	李世增	李立新	李佃贵
李济仁	李素卿	李景华	杨积武	杨霓芝	肖承悰	何立人
何成瑶	何晓晖	谷世喆	沈舒文	宋爱莉	张　震	张士卿
张大宁	张小萍	张之文	张发荣	张西俭	张伯礼	张鸣鹤
张学文	张炳厚	张晓云	张静生	陈彤云	陈学忠	陈绍宏
武维屏	范永升	林　兰	林　毅	尚德俊	罗　玲	罗才贵
周建华	周耀庭	郑卫琴	郑绍周	项　颗	赵学印	赵振昌
赵继福	胡天成	南　征	段亚亭	姜良铎	洪治平	姚乃礼
柴嵩岩	晁恩祥	钱　英	徐经世	高彦彬	高益民	郭志强
郭振武	郭恩绵	郭维琴	黄文政	黄永生	梅国强	曹玉山
崔述生	商宪敏	彭建中	韩明向	曾定伦	路志正	蔡　淦
臧福科	廖志峰	廖品正	熊大经	颜正华	褟国维	

总 前 言

名老中医经验是中华医药宝库里的璀璨明珠，必须要保护好、传承好、发扬好。做好名老中医的传承创新工作，就是对习近平总书记所提出的"传承精华，守正创新"的具体实践。国家重点研发计划"基于'道术结合'思路与多元融合方法的名老中医经验传承创新研究"项目（项目编号：2018YFC1704100）首次通过扎根理论、病例系列、队列研究以及数据挖掘等定性定量相结合的多元融合研究方法开展名老中医的全人研究，构建了名老中医道术传承研究新范式，有效地解决了此前传承名老中医经验时重术轻道、缺乏全面挖掘和传承的方法学体系和研究范式等问题，有利于全面传承名老中医的道术精华。

在项目组成员共同努力下，最终形成了系列专著成果。《名老中医传承学》致力于"方法学体系和范式"的构建，是该项目名老中医传承方法学代表作。本书首次提出了从"道"与"术"两方面来进行名老中医全人研究，并解析了道术的科学内涵；介绍了多元融合研究方法，阐述了研究实施中的要点，并列举了研究范例，为不同领域的传承工作提供范式与方法。期待未来更多名老中医的道术传承能够应用该书所提出的方法，使更多名老中医的道术全人精华得以总结并传承。本书除了应用于名老中医传承，对于相关领域的全人研究与传承也有参考借鉴作用。基于扎根理论、病例系列等多元研究方法，项目研究了包括国医大师、院士、全国名中医、全国师承指导老师等在内的136位全国名老中医的道与术，产出了多个系列专著。在"大医传承文库·对话名老中医系列"中，我们邀请名老中医讲述成才故事、深入解析名老中医道术形成过程，让读者体会大医精诚，与名老中医隔空对话，仿佛大师就在身边，领略不同大医风采。《走近国医》由课题组负责人、课题组骨干、室站骨干、研究生等组成的编写团队完成，阐述从事本研究工作中的心得体会，展现名老中医带给研究者本人的收获，以期从侧面展现名老中医的道术风采，并为中医科研工作者提供启示与思考。《全国名老中医效方名论》汇集了 79 位全国名老中医的效方验方名论，是每位名老中医擅治病种的集中体现，荟萃了名老中医本人的道术大成。"大医传承文库·疑难病名老中医经验集萃系列"荟萃了以下重大难治病种著作：《脑卒中全国名老中医治验集萃》《儿科病全国名老中医治验集萃》《慢性肾炎全国名老中医治验集萃》《慢性肾衰竭全国名老中医治验集萃》《2 型糖尿病全国名老中医治验集萃》《慢性肝病全国名老中医治验集萃》《慢性阻塞性肺疾病全国名老中医治验集萃》《免疫性疾病全国名老中医治验集萃》《失眠全国名老中医治验集萃》《高血压全国名老中医治验集萃》《冠心病全国名老中医治验集萃》《溃疡性结肠炎全国名老中医治验集萃》《胃炎全国名老中医治验集萃》《肺癌全国名老中医治验集萃》《颈椎病全国名老中医治验集萃》。这些著作集中体现了名老中医擅治病种的精粹，既包括学术思想、学术观点、临证经验，又有典型病例及解读，可以从书中领略不同名老中医对于同一重大难治病的不同观点和经验。"大医传承文库·名老中医带教问答录系列"通过名老中医与带教弟子一问一答的形式，逐层递进，层层剖析名老中医诊疗思维。在师徒的一问一答中，常见问题和疑难问题均得以解析，读者如身临其境，深入领会名老中医临证思辨过程与解决实际问题的思路和方法，犹如跟师临证，印象深刻、领悟透彻。"大医传承文库·名老中医经验传承系列"在扎根理论、处方挖掘、典型病例等研究结果的基础上，生动还原了名老中医的全人道术，既包含名老中医学医及从医过程中的所思所想，突出其成才之路，充分展现了其学术思想形成的过程及临床诊疗专病的经验，又讲述了名老中医的医德医风等经典故事，总结其擅治病种的经验和典型医案。"大医传承文库·名老中医特色诊疗技术系列"展示了名老中医的特色诊法、推拿、针灸等特色诊疗技术。

以上各个系列的成果，期待为读者生动系统地了解名老中医的道术开辟新天地，并为名老中医传承事业做出一份贡献。

以上系列专著在大家协同、团结奋斗下终得以呈现，在此，感谢科技部重点研发计划的支持，并代表项目组向各位日夜呕心沥血的作者团队、出版社编辑人员一并致谢！

总主编　谷晓红

2023 年 3 月

前　言

罗才贵教授，第五批全国老中医药专家学术经验继承工作指导老师、国家中医药管理局重点学科 / 专科推拿学科学术带头人、四川省学术和技术带头人、首届四川省名中医、四川省非物质文化遗产"峨眉伤科疗法"代表性传承人、全国百名"郭春园式好医生"荣誉称号获得者、原中央保健委员会办公室中央保健会诊专家、南非前总统曼德拉保健医生。

罗才贵自幼跟师，得雷氏之真传，为继承表叔（峨眉伤科第四代传承人雷石泉）行医济世宏愿，体惜民病之苦，发奋读书，不辍医学。罗才贵于1972年考入成都中医学院，1976年毕业留校工作，并拜入成都杜琼书先生门下学习骨伤疗法，多承指导。在博览群书、兼容并蓄的基础上，他结合雷氏家传并借鉴杜氏手法，发展完善了峨眉伤科疗法，发明了罗氏趾压踩跷法、斜角肌弹拨法，中成药桂冰腰痛灵栓、颈舒灵胶囊、罗氏活血温经膏等方药，使峨眉伤科疗法得到更好的传承和应用。

罗才贵教授从医40余年，博览医书，崇尚实践，主张医疗、教学、科研相结合，在继承的基础上不断开拓创新。他在中医内科、骨伤推拿教学、科研、临床工作及医院管理工作等领域均有突出业绩，为中医药现代化，中医走出国门、走向世界做出了巨大的贡献。近20年来，罗教授培养硕士、博士研究生，以及国家级、省级中医药技术传承人60余人，并多次举办峨眉伤科疗法脊柱疾病诊疗技术培训班，培训学员2000多人次。

为进一步发扬罗教授的学术思想和临证经验，以国家重点研发计划——"基于'道术结合'思路与多元融合方法的名老中医经验传承创新研究"（NO. 2018YFC1704100）之课题四——西部地区名老中医学术观点、特色诊疗方法和重大疾病防治经验研（NO.2018YFC1704104）为契机，编写本书。

I

本书分上下两篇。上篇为医案点评，共收集临床案例 33 例。以真实案例为研究对象，通过师生问答，进一步挖掘医案深层的病因病机、诊疗思维、组方特点等内容。下篇为师徒对话，将弟子在学习过程中所遇到的问题，通过罗教授的答疑解惑，为后学的成长指明前进方向。希望本书的出版，能够为临床医生拓展思维，提高临床疗效提供帮助。同时，在本书的使用中，望读者提出宝贵意见，以便进一步提高。

本书编委会

2023 年 8 月

目　录

上篇　医案点评

第一章　典型案例 ·· 3

第一节　推桥弓治疗交感神经型颈椎病案 ······················ 3

第二节　地黄饮子治疗脊髓型颈椎病案 ························· 6

第三节　萆薢分清饮合四妙散加减治疗腰椎间盘突出症案 ······· 10

第四节　温经补肾法治疗腰椎滑脱病案 ························· 14

第五节　鸡鸣散结合罗氏手法治疗膝冷痛案 ····················· 17

第六节　补中益气汤治疗不寐案 ······························· 22

第七节　延年紫菀散合四君子汤治疗咳嗽案 ····················· 25

第八节　天麻钩藤饮结合罗氏手法治疗颈源性眩晕案 ············· 28

第九节　益气活血法治疗股骨头坏死案 ························· 31

第十节　八珍汤治疗斑秃案 ··································· 35

第十一节　萆薢分清饮治疗尿浊案 ····························· 37

第十二节　桂辛散合苍耳子散治疗突发性耳聋案 ················· 41

第十三节　参苓白术散结合腹部推拿治疗慢性腹泻案 ············· 46

第二章　针推药结合治疗案例 ·· 49

第一节　针灸推拿结合圣愈汤治疗不孕案 ······················ 49

第二节　推拿针刺结合牵正散加味治疗神经根型颈椎病案 ········· 53

第三节　推拿针刺结合羌活胜湿汤加减治疗颈型颈椎病案 ········· 57

第四节　针刺推拿结合独活寄生汤治疗慢性腰肌劳损案 ··········· 60

第五节　针刺推拿结合圣愈汤治疗强直性脊柱炎案 ················ 63

第六节　针灸推拿联合蠲痹汤合右归丸治疗腰椎椎管狭窄案 ········· 67

第七节　针灸推拿结合独活寄生汤治疗第三腰椎横突综合征案 ······· 70

第八节　针灸推拿联合宣痹汤治疗类风湿性关节炎案 ·············· 73

第九节　针灸推拿结合金黄散治疗肩袖损伤案 ··················· 76

第十节　推拿针刺结合川芎茶调散加减治疗头痛病案 ·············· 80

第三章　其他案例 ··· **83**

第一节　天麻钩藤饮合牵正散治疗颅脑外伤案 ··················· 83

第二节　广笔鼠黏汤治疗慢性咽炎案 ························· 88

第三节　清解通络法治疗痛风案 ···························· 91

第四节　牵正散加减治疗面瘫案 ···························· 95

第四节　四物汤治疗便秘案 ······························· 98

第六节　温阳益气摄血法治疗便血案 ························· 101

第七节　健脾化湿法治疗肥胖案 ···························· 104

第八节　柴胡桂枝汤结合罗氏手法治疗感冒案 ·················· 108

第九节　柴胡疏肝散结合罗氏推拿手法治疗胃痛案 ··············· 112

第十节　大柴胡汤加减治疗腹痛病案 ························· 114

下篇　师徒对话

第四章　诊疗思路 ··· 121

第五章　鉴别诊断 ··· 127

第六章　治疗特色 ··· 133

第七章　疾病认识 ··· 138

第八章　调护经验 ··· 144

上篇　医案点评

第一章　典型案例

第一节　推桥弓治疗交感神经型颈椎病案

患者陈某，男，56 岁。2016 年 8 月 14 日初诊。

主诉：颈项僵痛、失眠半年，加重 1 周。

现病史：患者近半年来工作压力大，因应酬长期饮酒，生活不规律，出现颈项僵痛，焦虑烦躁。曾于诊所推拿等治疗，症状缓解不明显，近 1 周明显加重。

刻下症：工作压力大，长期饮酒，生活不规律，半年前出现面色萎黄，颈项强痛，焦虑烦躁，入睡困难，胸闷、腹胀，身重无力，午后心烦身热，不思饮食，稍进油腻便腹泻，小便黄。舌红苔黄腻，脉濡。

西医诊断：交感型颈椎病。

中医诊断：项痹病（湿热内蕴证）。

治法：清利湿热，宣畅气机。

手法：推桥弓，罗氏提捏弹颈法，罗氏三指推拨法，罗氏镇定点穴法，罗氏定位颈椎扳法，罗氏颈椎拔伸法。

操作方法：

（1）拇指推法交替推桥弓，先推左侧，后推右侧，每侧约 1 分钟。

（2）罗氏提捏弹颈法对斜方肌、肩胛提肌、胸锁乳突肌、头夹肌进行提捏弹颈操作。

（3）罗氏三指推拨法推拨背部两侧膀胱经约2分钟。

（4）罗氏镇定点穴法在后枕部压痛点、寰枕筋膜、枕下肌群起止点操作约2分钟。

（5）罗氏定位颈椎扳法调整上位颈椎关节突关节紊乱。

（6）罗氏颈椎拔伸法牵引颈椎1分钟。

针刺取穴：风池、头维、内关、肝俞、阴陵泉、丰隆、侠溪、太冲、行间。

操作方法：针刺泻法，常规针刺，留针30分钟，10分钟行针1次。

方药：三仁汤加减。杏仁15g，白豆蔻15g，薏苡仁15g，法半夏15g，厚朴15g，通草10g，僵蚕15g，竹叶15g，防己15g，木瓜15g，苍术15g，陈皮15g，柴胡12g。6剂，水煎服，日1剂。

二诊：2016年8月20日。

症状：服上药后，患者身重无力大减，午后身热、心烦明显减轻，精神亦有好转，舌红苔稍腻，脉濡。

手法：推桥弓，罗氏提捏弹颈法，罗氏三指推拨法，罗氏镇定点穴法，罗氏定位颈椎扳法，罗氏颈椎拔伸法。操作同前。

针刺取穴：风池、头维、内关、肝俞、阴陵泉、丰隆、侠溪、太冲、行间。

操作方法：针刺泻法，常规针刺，留针30分钟，10分钟行针1次。

方药：三仁汤加减。杏仁15g，白豆蔻15g，薏苡仁15g，法半夏15g，厚朴15g，通草10g，僵蚕15g，竹叶15g，苍术15g，陈皮15g，柴胡12g，佩兰15g，石菖蒲20g。6剂，水煎服，日1剂。

三诊：2016年8月26日。

症状：患者服上药后，感觉全身轻松。来诊自诉胸闷，午后心烦、身热已愈，食欲增强，但多食后仍感腹胀，二便正常，入睡稍有好转，但睡眠质量不高，舌红苔薄白，脉细。

手法：推桥弓，罗氏提捏弹颈法，罗氏三指推拨法，罗氏镇定点穴法，罗氏定位颈椎扳法，罗氏颈椎拔伸法。操作同前。

针刺取穴：风池、内关、肝俞、脾俞、天枢、丰隆、侠溪、太冲、行间。

操作方法：针刺泻法，常规针刺，留针 30 分钟，10 分钟行针 1 次。

方药：三仁汤加减。焦栀子 15g、淡豆豉 15g、当归 15g、炒白术 20g、陈皮 10g、远志 10g、酸枣仁 20g、广木香 15g、龙眼肉 15g、茯神 30g、龙骨 15g、琥珀末 10g（另包冲服）、炙黄芪 40g、泡参 30g。6 剂，水煎服，日 1 剂。

四诊：2016 年 9 月 2 日。

症状：患者自诉经服药后，全身情况有了很大好转，平时加强运动。目前精力充沛，情绪稳定，睡眠较前也有很大改善，生活质量提高，随访半年未见复发。

【师徒评案】

学生：湿邪留恋脾胃，非汗吐下可解，如何化之？

老师：患者初诊时症状与《温病条辨》"头痛恶寒，身重疼痛，舌白不渴，脉弦细而濡，面色淡黄，胸闷不饥，午后身热，状若阴虚，病难速已，名曰湿温"颇相类似，为湿温病。湿温病忌汗、下二法，湿温之邪氤氲中焦，胸脘胀闷，下之不当易损脾阳而产生变证。"润之则病深不解"，其午后身热为湿邪胶滞，并非阴虚，忌用柔润阴药，否则与湿邪同气相求，遂有固结而不可解之势。按吴氏之原意"汗之则神昏耳聋，甚则目瞑不欲言，下之则洞泄，润之则病深不解。长夏、深秋、冬日同法，三仁汤主之。"方中杏仁宣利上焦肺气，气行则湿化；白豆蔻芳香化湿，行气宽中，畅中焦之脾气；薏苡仁甘淡性寒，渗湿利水而健脾，使湿热从下焦而去。三仁合用，三焦分消，是为君药。通草、竹叶甘寒淡渗，加强君药利湿清热之功，是为臣药。半夏、厚朴行气化湿，散结除满，是为佐药。僵蚕、防己、木瓜、苍术、陈皮、柴胡诸药合用，行气除湿，通利三焦。

学生：如何在祛邪除湿的同时兼顾扶正？

老师：二诊药已中病，疗效明显，恐久利伤阴，故去防己、木瓜，增柴平汤行气燥湿，佩兰、菖蒲芳香化湿，调理中焦。三诊诸症大去，恐"湿热一去，阳亦衰微"，此阳主要指脾阳，且患者劳心过度，睡眠欠佳，故以归脾汤振奋脾阳，养心宁神，另以栀子豉汤清透余邪，共奏补心健脾、扶正祛邪之功，故取效迅速。

【传承心得体会】

西医之交感神经型颈椎病，患者症状多而体征少，故临床表现复杂。其证之辨析，需依从患者之全身症状及舌脉综合判断而得，依病之新久，先别阴阳，再定表里寒热虚实。该病症状易反复，辨证不当，非但无效，更易加重病情，令患者产生焦虑之情绪，渐失信心，故药物之用与情绪安慰同等重要。现代医学认为，由于颈椎退行性变，颈椎后关节增生等刺激或压迫颈部交感神经而出现相关症状，如：眼睑无力，视物模糊，流泪，怕光，视力减退，头痛或偏头痛，头晕，面部烘热、充血、麻木，心慌，心悸，心律不齐，心前区疼痛，阵发性心动过速，血压时高时低，血管痉挛引起肢体发凉，局部皮温下降，皮肤凉且有刺痒感，继而出现红肿或疼痛加重，或因血管扩张引起指端发热、发红，疼痛或痛觉过敏，肢体、头、颈、面部麻木；局部肢体或半侧身体多汗或少汗，皮肤发绀，发凉、干燥、变薄，毛发过多或毛发干枯、脱落，指甲干燥无光泽，以及营养皮肤溃疡等；耳鸣，听力减退，甚至耳聋；鼻咽部不适，疼痛，鼻塞，或有异味感；咽喉部不适，发干，异物感，嗳气，牙痛，舌麻木；可见恶心，嗳气，胃脘不适，疼痛，闭经等；不少患者还有失眠、多梦、心情烦躁、易于冲动等情志症状。因临床症状表现复杂，故需与多种疾病鉴别诊断，要抓住主要矛盾。在治疗过程中，不同病情阶段患者证候也会发生变化，应该及时调整思路及方药。该患者在一诊时其证为湿热内蕴，经治疗，后期表现为心脾两虚，故以归脾汤合栀子豉汤清透余邪，共奏补心健脾、扶正祛邪之功。

第二节　地黄饮子治疗脊髓型颈椎病案

患者杨某，男，34岁。2019年6月9日初诊。

主诉：颈项酸胀疼痛伴四肢无力半年，加重伴头昏、双上肢麻木1周。

现病史：患者半年前出现颈部酸胀疼痛，伴有四肢无力，左侧甚；1周前伏案工作后出现头昏、双上肢麻木，脚踩棉花感，伴有左耳听力下降。舌胖大，质暗，苔薄腻，脉细滑。

刻下症：颈项僵硬、酸胀疼痛，头昏，双上肢麻木无力，左侧为甚，步态不稳，脚有踩棉花感，左耳听力下降，纳眠可，二便调。舌胖大，质暗，苔薄腻，脉细滑。

西医诊断：脊髓型颈椎病。

中医诊断：项痹病（肝肾亏虚，痰浊内阻证）。

治法：补益肝肾，化痰清浊。

手法：揉法、擦法，罗氏三指推拨法，罗氏镇定点穴法，罗氏提捏弹颈法，罗氏膀胱经弹拨法。

操作方法：

（1）患者取坐位，充分暴露颈项部及肩背肌肉，医者站在身后，用轻柔的揉法、擦法在患侧颈项及肩部施术 2～3 分钟。擦法操作快结束时，应擦中配合颈项部各方向被动运动数次。

（2）拿捏和揉颈项部，拿颈椎旁开 1.5 寸处的软组织，推拨放松颈项部紧张肌肉。

（3）点揉风池穴 1 分钟，以酸胀感向头顶放散为佳，再点揉太阳、百会、风府、天宗、曲池、合谷等穴，约 3 分钟，以局部酸胀为度。

（4）对斜方肌、肩胛提肌、胸锁乳突肌、头夹肌进行三指推拨和提捏弹颈操作；拍打肩背部和上肢部。

（5）医者两前臂尺侧放于患者两肩部并向下用力，双手拇指顶按在风池穴上方，其余四指及手掌托住下颌部，嘱患者身体下沉，术者双手向上用力，前臂与手同时向相反方向用力，把颈牵开，持续 20 秒。

（6）患者取俯卧位，推擦颈项部肌肉，以透热为度。搓揉患肢肌肉，往返 4 次；牵抖上肢 20 次。弹拨膀胱经一线和二线，往复 3 次。

治疗完毕嘱患者休息 2～3 分钟。

针刺取穴：风池、大椎、阿是穴、后溪、颈椎夹脊、列缺、肩井、曲池、合谷。

操作方法：常规针刺，泻法，留针 30 分钟，10 分钟行针 1 次。

方药：地黄饮子加减。熟地黄 20g，山茱萸 20g，巴戟天 20g，肉苁蓉 20g，石斛 15g，五味子 15g，白附子 20g（另包，先煎），僵蚕 15g，石菖蒲 15g，远志 6g，天麻 15g，蜈蚣 1 条，法半夏 15g，狗脊 15g，姜黄 15g，葛根 15g。14 剂，水煎服，日 1 剂。

二诊：2019 年 6 月 26 日。

症状：头昏颈项僵硬酸痛减轻，四肢无力改善不明显，双上肢仍麻木。舌胖大，质暗，苔薄腻，脉细滑。

手法：罗氏三指推拨法，罗氏镇定点穴法，罗氏提捏弹颈法，罗氏膀胱经弹拨法。操作同前。

针刺取穴：风池、大椎、阿是穴、后溪、颈椎夹脊、肩井、曲池、合谷。

操作方法：常规针刺，平补平泻，留针 30 分钟，每隔 10 分钟行针 1 次。

方药：地黄饮子加减。熟地黄 20g，山茱萸 20g，巴戟天 20g，远志 6g，天麻 15g，蜈蚣 1 条，肉苁蓉 20g，石斛 15g，五味子 15g，僵蚕 15g，石菖蒲 15g，法半夏 15g，狗脊 15g，姜黄 15g，葛根 15g，三棱 12g，莪术 12g。10 剂，水煎服，日 1 剂。

三诊：2019 年 7 月 8 日。

症状：患者无头昏，颈项僵硬酸痛大为减轻，四肢肌力明显好转，偶有麻木。舌质淡，苔薄白，脉细。

手法：罗氏三指推拨法，罗氏镇定点穴法，罗氏提捏弹颈法。操作同前。

针刺取穴：风池、大椎、后溪、颈椎夹脊、肩井、曲池、合谷。

操作方法：常规针刺，平补平泻，留针 30 分钟，每隔 10 分钟行针 1 次。

方药：地黄饮子加减。熟地黄 20g，山茱萸 20g，巴戟天 20g，肉苁蓉 20g，三棱 12g，莪术 12g，黄芪 40g，当归 15g，石斛 15g，五味子 15g，白附子 20g（另包，先煎），僵蚕 15g，法半夏 15g，狗脊 15g，姜黄 15g，蜈蚣 1 条，葛根 15g。14 剂，水煎服，日 1 剂。

四诊：2019 年 7 月 27 日。

患者无明显不适，原方连续服用 1 个月，随访半年，诸恙均瘥，临床痊愈。

【师徒评案】

学生：如何从中医角度解释患者出现头昏耳鸣症状的原因？

老师：本例辨证为肝肾亏虚，痰浊内阻。痰浊阻络，上冒颠顶，故发头昏，不通则痛，故见疼痛。肝肾亏虚，肾开窍于耳，则见听力下降，肾与骨相合，肾虚则骨不利，则见步态不稳。

学生：以上推拿手法有什么临床意义？

老师：本病的治疗原则为补益肝肾，化痰清浊。推拿手法采用揉法、擦法、罗氏三指推拨法、罗氏镇定点穴法、罗氏提捏弹颈法、罗氏膀胱经弹拨法以补益肝肾，化痰清浊，理筋整复，收效甚佳。针刺选择风池、大椎、阿是穴、后溪、颈椎夹脊、列缺、肩井、曲池、合谷，针用泻法为主。中药内服选用地黄饮子加减补益肝肾，化痰清浊。

学生：为什么二诊及三诊要选用三棱、莪术、黄芪等药物？

老师：二诊颈部酸痛好转，头昏颈项僵硬酸痛减轻，四肢无力改善不明显，双上肢仍麻木，舌质暗，故加三棱、莪术，以加强活血之力。

三诊肢肌力明显好转，偶有麻木，舌质淡，苔薄白，脉细。故加黄芪、当归以补血养血，以善其后。

【传承心得体会】

地黄饮子出自《宣明论方》，主治喑痱证。其证由下元虚衰，虚火上炎，痰浊上泛，堵塞窍道所致，故刘河间选用滋补肾阴的干地黄为主药。王晋三曰："饮，清水也。方名饮子者，言其煎有法也。"陈修园曰："又微煎数沸，不令诸药尽出重浊之味，俾轻清走于阳分以散风，重浊走于阴分以降逆。"方中以干地黄为主，用清水微煎为饮服，取其轻清之气，易为升降，迅达经络，流走四肢百骸，以交阴阳，故名"地黄饮子"。

肾主骨藏精，肝主筋，肝肾不足致筋骨失养，故见四肢无力；下元虚衰，痰浊上扰，肢节清窍失养，故见头昏、上肢麻木、听力下降等症；气血不和，痰浊凝聚致局部经络阻滞，见颈肩背部僵硬疼痛。本例病机实为肝肾亏虚后元水不济，痰浊上扰，肢节、清窍失养所致。方中熟地黄、山茱萸滋补肾阴；巴戟天、肉苁蓉温壮肾阳，石斛、五味子滋养肺肾，金水相生，壮水以济火；白附子、僵蚕、蜈蚣祛风化痰、通络止痛；石菖蒲、远志开窍化痰、交通心肾；天麻、法半夏化痰通络；狗脊补肝肾强筋骨；姜黄、葛根舒筋通络。

初诊疗效不显，二诊遂投三棱、莪术破血行气、止痛。虽只加两味药，但气行则血行，气血流行通畅，疗效显著。三诊情况大为好转，去天麻、石菖蒲、远志，加黄芪、当归以助一身之气血，而又补益肺气，以化生肾水，行气活血祛瘀，以致痊愈。本例辨证准确，肝肾同治，气血兼顾，筋骨并重，故收效迅速。

颈椎病的发病以肾虚为本，补肾是治疗的重要法则，应运用到每个颈椎病患者的治疗当中。但在临床过程中，单一地使用补肾药并不能取得良好的治疗效果，应因人因时而辨证论治，配合祛痰化湿、活血化瘀、祛风通络、健脾益气等方法，才能取得满意的临床疗效。

第三节　萆薢分清饮合四妙散加减治疗腰椎间盘突出症案

患者罗某，男，64岁。2013年1月25日初诊。

主诉：右侧腰胀痛，夜晚为甚3月余，加重2周。

现病史：患者3个多月前无明显诱因出现右侧腰部胀痛，臀部、大腿后侧间歇性牵涉痛，夜间明显，在外院经针灸推拿治疗无明显好转后，近2周上述症状加重，来我院门诊就诊。

刻下症：腰部沉重牵掣，不能翻身，晨起最痛，活动后疼痛减轻，痛处伴有热感。阴雨天疼痛加重。纳眠欠佳，口干苦思饮水，但饮水不多，小便短赤。舌质淡红，苔黄腻，脉濡数。

西医诊断：腰椎间盘突出症。

中医诊断：腰痛病（肝肾不足，湿热痹阻证）。

治法：补益肝肾，清热利湿止痛。

手法：大鱼际揉法，掌揉法，罗氏三指推拨法，拿法，点拨法，擦法。

操作方法：

（1）采用大鱼际揉法、掌揉法大面积放松腰背部。

（2）罗氏特色三指推拨法放松腰背部双侧竖脊肌，使腰背部的肌肉得到充分放松。

（3）拿法放松腰骶部深层肌肉，同时寻找阳性反应点。

（4）点法点按双侧肾俞、大肠俞、秩边、环跳。

（5）用拨法点拨阳性反应点。

（6）用擦法横擦腰骶部，让局部发热，温补肾气。

针刺取穴：肾俞、大肠俞、后正中线、秩边、环跳、委中。

操作方法：下针后，先浅后深，重插轻提，提插幅度小，频率慢，得气后留针约30分钟。

方药：萆薢分清饮合四妙散加减。萆薢15g，黄柏15g，白术20g，连翘15g，丹参15g，石菖蒲20g，茵陈15g，牛膝15g，豆蔻仁15g，薏苡仁15g，蔓荆子15g，杜仲15g，续断12g，巴戟天15g，狗脊15g，远志15g。4剂，水煎服，日1剂。

另外用本院院内制剂桂冰腰痛栓塞肛，早晚各1粒。饮食方面要求不进食任何肉类食品及含酒精食（饮）品。

二诊：2013年2月24日。

症状：患者自觉腰部疼痛大减，热感已除，活动转侧略有不适。诉夜间不易入睡。舌淡红，苔薄黄，脉濡。

手法：大鱼际揉法，掌揉法，罗氏三指推拨法，拿法，点拨法，擦法。操作同前。

针刺取穴：肾俞、大肠俞、命门、秩边、环跳、委中。

操作方法：下针后，先浅后深，重插轻提，提插幅度小，频率慢，得气后留针约 30 分钟。

方药：萆薢分清饮合四妙散加减。萆薢 15g，黄柏 15g，白术 20g，连翘 15g，丹参 15g，石菖蒲 20g，陈皮 15g，白芷 15g，豆蔻仁 15g，薏苡仁 15g，蔓荆子 15g，杜仲 15g，续断 12g，巴戟天 15g，狗脊 15g，茯神 15g，酸枣仁 15g，朱砂（冲服）0.5g。6 剂，水煎服，日 1 剂。

三诊：2013 年 5 月 25 日。

症状：腰痛偶发，睡眠较前明显好转，偶有心烦、口干苦。舌淡，舌尖红，苔薄白，脉细弦。

手法：大鱼际揉法，掌揉法，罗氏三指推拨法，拿法，点拨法，擦法。操作同前。

针刺取穴：肾俞、大肠俞、命门、秩边、环跳、委中。

操作方法：下针后，先浅后深，重插轻提，提插幅度小，频率慢，得气后留针约 30 分钟。

方药：萆薢分清饮合四妙散加减。白术 20g，陈皮 10g，厚朴 15g，柴胡 15g，豆蔻仁 15g，砂仁 15g（后下），薏苡仁 15g，吴茱萸 10g，天麻 15g，钩藤 15g，牛膝 15g，建曲 15g，隔山撬 20g，松节 12g，舒筋草 15g，焦栀子 15g，淡豆豉 15g。6 剂，水煎服，日 1 剂。

【师徒评案】

学生：类似患者的临床表现，在古典文献里有相关记载吗？

老师：《丹溪心法·腰痛》有"腰痛主湿热、肾虚、瘀血、挫闪、有痰积"。清·尤怡《金匮翼》曰："脾有湿热，传之于肾，得之醇酒浓味，内伤中气，湿热蕴积，流注肾经，令人沉重疼痛，遇天阴或久坐而发。"《症因脉治》言："湿热腰痛之症，内热烦热，自汗口渴，二便赤涩，酸痛沉重，并有腰部觉热，甚则肢节红肿，脉数，苔黄腻。治以清利湿热为主。"

学生：我们应该如何更好地把控该患者的整体治疗呢？

老师：通过四诊合参，该患者治疗宜补益肝肾，清热利湿止痛。前期以解决"标证"为主，处以萆薢分清饮合四妙散加减，方中萆薢、石菖蒲、豆蔻仁、薏苡仁利湿化浊止痛，黄柏、茵陈清热利湿止痛，诸利湿药合用使"湿浊从小便而走"，即"治湿不利小便非其治也"。后期则在利湿的基础上补益肝肾，标本同治，才能更好地维持疗效。

【传承心得体会】

患者腰痛为陈旧性扭伤所致，治宜活血，古有"一味丹参功同四物"之说。患者为老年女性，本有肝肾不足，故在利湿的基础上辅以补益肝肾。蔓荆子，《本草经疏》谓其"入足太阳、厥阴，兼入足阳明经"，能散热，祛风，燥湿，消筋骨间寒热，湿痹拘挛；远志，取其交通心肾以安神，亦取《日华子本草》中言其"长肌肉，助筋骨"；连翘，《药性论》谓其"主通利五淋，小便不通，除心家客热"，在通利小便的同时解患者"心家客热"以安其神，助其睡眠。患者肝肾不足亦伴有口干苦等内热表现，故不用温燥之苍术。在服药后，患者觉腰部疼痛大减、热感已除，活动转侧明显好转。

二诊效不更方，然患者湿热已去，在原方基础上减轻清热药物，加强安神药物的使用。三诊患者"标证"已结，转而治疗其本证。老年人脾虚运化不足易导致"湿邪为患"，隔山撬在补肝肾、强筋骨的同时亦能养阴补虚，健脾消食；松节，《本草衍义补遗》谓其"炒焦治骨间病，能燥血中之湿"，同时亦有舒筋通络、活血止痛之功。在病程中始终遵"治湿不利小便非其治"的治则，然由于疾病表现不同，在遣方用药时应考虑层次性。

推拿治疗，在大面积放松腰背部肌肉的基础上，重点针对阳性反应点进行治疗，同时加以温补肾气的手法。患者是老年人，故针刺手法以补法为主，略增强刺激强度，更好地起到疏经通络的作用。

第四节　温经补肾法治疗腰椎滑脱病案

患者何某，女，53 岁。2022 年 2 月 8 日初诊。

主诉：腰痛伴左下肢麻木酸痛 3 月余，加重 1 个月。

现病史：患者 3 个多月前无明显诱因出现腰部酸痛，并向左下肢放射，麻木酸痛，呈间歇性发作，晨起、久坐久站后加重，卧床休息后可缓解，与天气变化无明显关系，患者未予重视。1 个月前腰痛加重，沿左侧大腿放射至左侧足底，伴左下肢麻木，久坐久站后加重，卧床休息后可缓解，于攀枝花市某医院就诊，拍腰椎 CT 示：①腰椎退行性改变；②腰 4～5 及腰 5～骶 1 椎间盘膨出；③腰 5 椎体向前滑脱（Ⅰ度～Ⅱ度），伴腰 5 双侧椎弓峡部不连；④腰 4～5 椎体失稳。诊断为腰椎滑脱，建议患者行手术治疗，未予特殊处理。现患者为求进一步治疗，来我院就诊，门诊以"腰椎滑脱；腰椎峡部裂；腰椎不稳定；腰椎间盘突出"收入我科。

刻下症：腰部胀痛，疼痛呈放射性，自左侧腰部向左侧髋部、大腿、足心放射，伴持续性左下肢麻木酸痛，左小腿胀痛，晨起下地行走活动时症状加重。纳眠可，二便调。舌淡红苔薄，边有齿痕，脉弦。

西医诊断：腰椎滑脱。

中医诊断：腰痛病（肝肾亏虚证）。

治法：补益肝肾，温经通络，解痉止痛。

手法：擦法，掌揉法，罗氏膀胱经推拿法，罗氏镇定点穴法，摇法，擦法等。

操作方法：

（1）患者取俯卧位，腹部垫枕，充分暴露腰背部肌肉，医者站在患者右侧，用轻柔的掌揉法、擦法在腰椎两侧骶棘肌及骶髂部由上至下施术 3～5 分钟。

（2）拿揉腰椎两侧骶棘肌和阿是穴 5 分钟，双手叠指，拇指与其余四指相对拿揉腰椎两侧肌群，手法平稳缓慢，使力度深入肌层直达腰椎横突骨面，以局部有适度酸胀感为度。

（3）镇定点穴，依次点按肾俞、腰阳关、大肠俞、八髎、秩边、委中等穴，指腹着力，适度缓慢施力，稍做停顿，后行小范围揉法，每穴点1～2次，每次约30秒。

（4）按压腰骶，双手叠掌于下位腰椎棘突处，此病例为骶1椎棘突上，垂直施力，轻揉下按，持续5～10秒后，施寸劲突然发力下按，随按随收，按压3～5次。

（5）直擦腰部两侧膀胱经、横擦腰骶部3～5次，术者以一手小鱼际或掌面着力于腰部两侧膀胱经，沿经络走形直向快速摩擦，然后又沿其腰骶部，进行横向快速摩擦，以局部皮肤轻微发红透热为度。

（6）屈髋屈膝腰骶部摇法，患者于仰卧位屈髋屈膝，双手抱于双膝，术者一手扶患者膝部，一手扶尾椎，做前后摇腰5～8次，1分钟左右。

针刺取穴：腰阳关、肾俞、大肠俞、关元俞、气海俞、八髎、秩边、委中、承山。

操作方法：泻法或平补平泻。以上诸穴均行常规针刺。患者取俯卧位，充分暴露并放松腰骶部肌肉，找准骶角的定位，"揣""切"定穴后，皮肤常规消毒，选取长60～75mm针灸针朝腰骶以15°～45°角，上、下髎穴约为15°，次髎穴约为30°，中髎穴约为45°斜刺进针，针体刚进入孔道时有艰涩感，进入骶后孔中可觉"落空感"，此时患者可有明显针感，留针20分钟后，以干棉球压针孔，缓慢出针。

方药：肾着汤加减。盐杜仲20g，酒续断10g，生白术20g，陈皮10g，干姜10g，烫骨碎补15g，酒乌梢蛇15g，制川乌9g（另包，先煎），川牛膝15g，防己15g，木瓜15g，姜黄15g，海桐皮15g，鹿衔草20g，盐小茴香15g，醋五灵脂20g。6剂，水煎服，日1剂。

直肠给药：桂冰腰痛栓1g，塞肛，日2次。

二诊：2022年2月17日。

症状：腰部及左小腿胀痛稍减，仍感左下肢麻木酸痛，晨起下地行走活动时症状加重，但活动 10 余分钟后麻木感可减轻。

手法：擦法，掌揉法，罗氏膀胱经推拿法，罗氏镇定点穴法，摇法，擦法等。操作同前。

治疗 1 个月后腰部及腿部胀痛有部分缓解，麻木酸痛只是晨起明显，几分钟后症状消失。6 个月后随访症状未见明显加重。

【师徒评案】

学生：该病案辨证要点在哪里？

老师：该患者 50 余岁，天癸竭，又行重体力工作，肝肾不足，气血亏虚，运行不畅，自身体质虚弱，肾之精气无以濡养筋脉，而引起腰痛。久病肾虚损及经脉气血，使其运行不畅，而致脉络阻滞，瘀血滞留于腰部而发生疼痛。此腰痛为虚实夹杂，肾虚为其本，气滞血瘀为其标。"不通则痛"，从而引起肢体疼痛、麻木等表现。

学生：罗氏推拿手法如何体现温经补肾？

老师：罗氏推拿手法在患者腰背部以擦法、揉法交替操作，拿揉腰椎两侧骶棘肌，放松腰骶部肌肉；以双手拇指交替理、点、拨病变组织，力量由轻至重，分离病变部位粘连；以拇指点压腰阳关。局部按压腰骶，直擦腰部两侧膀胱经，横擦腰骶部，温通腰部经脉；环跳、局部阿是穴止痛，"腰背委中求"，远端取穴治疗腰痛。揉法可舒筋通络，改善局部血液循环。点揉上述穴位，得气为度，以痛定痛。仰卧位屈髋屈膝，腰骶部摇法以调整错位及腰骶关节。用揉法和擦法可达温经活血通络之功。手法治疗总体原则为温经通络补肾，解痉止痛；针刺治疗腰部选督脉及足太阳膀胱经穴位，配合远端委中、阿是穴等，诸穴合用具有通络理气镇痛的作用。

学生：这个案例里用药特点有哪些？

老师：所谓"腰者，肾之府也"。临床腰痛多由外邪侵袭，导致气滞血瘀，脉络阻塞而作痛。慢性腰痛患者多以滋补肝肾，调理气血，散寒祛湿，活血通络，调理全身气机，气行则血行，经络血脉通畅，通则不痛。配合桂冰腰痛栓内外合用，中药内服选肾着汤加小茴香为主温经驱寒，川牛膝、杜仲、续断、骨碎补加强补益肝肾、强壮筋骨，为辅，合乌梢蛇、川乌祛风除湿，温经通络镇痛，防己与木瓜、海桐皮配伍通络，治腰腿疼痛、麻木，五灵脂通利气脉，鹿衔草活血祛风除湿，诸药共奏温经通络，补益肝肾之功。

【传承心得体会】

对于肢体疼痛、麻木者，罗老师认为是肝肾不足或负重劳累长期肢体姿势不良造成的，或者肾虚亏损、气滞血瘀导致。大多由于久居冷湿环境，身劳汗出衣着湿冷等，都可感受寒湿之邪。寒邪凝敛收引，致经脉受阻，气血运行不畅，因而发生腰痛。肾着汤主治为肝肾亏虚，风寒湿邪外侵，腰膝冷痛，酸重无力，屈伸不利，或麻木偏枯，冷痹日久不愈诸症，罗老师临床常灵活化裁使用。

外用塞肛的桂冰腰痛栓（又名腰痛灵栓）为院内制剂，由肉桂、姜黄、制川乌、白芍、麝香、冰片等药制作成栓剂。直肠给药，有效成分通过直肠黏膜吸收，由直肠下静脉和肛管静脉绕过肝脏直接进入血液循环，具有吸收快、干扰少、不受胃 pH 值或酶破坏而失去活性等特点。临床前急性毒性及慢性毒性试验未见明显毒副作用。主要药效学试验结果表明，桂冰腰痛栓对大鼠神经根炎模型有显著抑制作用，对其步态和痛阈有明显恢复作用，具有明显的镇痛、活血化瘀作用。

第五节 鸡鸣散结合罗氏手法治疗膝冷痛案

患者张某，女，53 岁。2019 年 6 月 5 日初诊。

主诉：右膝关节疼痛 3 年余，加重 1 周。

现病史：3 余年前患者受凉后出现右膝关节疼痛，后劳累遇寒即出现症状，反复发作。1 周前，患者久行后出现右膝关节冷痛，髌周轻度肿胀，下蹲站起困难，上下楼梯活动不利，为求治疗来诊。

刻下症：右膝关节冷痛，髌周轻度肿胀，下蹲站起困难，上下楼梯活动不利，劳累及阴雨天症状明显加重，休息后减轻，夜间加重。纳眠差，二便调。舌胖苔白腻，脉细。

西医诊断：退行性膝关节炎。

中医诊断：膝痹病（寒湿下注证）。

治法：行气降浊，宣化寒湿。

手法：擦法，按揉法，弹拨法，提拿髌骨，罗氏镇定点穴法，屈膝摇法，擦法。

操作方法：

（1）患者取仰卧位，擦法操作于股四头肌、髌骨上缘，按揉血海、犊鼻、梁丘、承山、足三里、丰隆等穴，约3分钟。

（2）按揉、弹拨交替操作于髌韧带、内外侧副韧带，重点在髌周穴位治疗，提拿髌骨，约3分钟。

（3）罗氏镇定点穴法在髌周和膝关节周围肌腱韧带起止点和上述穴位操作，逐步加力，以酸胀为度，约3分钟。

（4）患者屈髋屈膝，术者一手扶按髌骨，一手握小腿远端，屈膝摇膝关节，配合关节屈伸，旋转运动，约2分钟。

（5）掌擦法操作于膝关节周围，以透热为度。

针刺取穴：犊鼻、内膝眼、阳陵泉、阴陵泉、鹤顶、梁丘、血海、足三里、丰隆。

操作方法：常规针刺，平补平泻，留针30分钟，10分钟行针1次。

方药：鸡鸣散加减。苏叶15g，桔梗15g，槟榔15g，杏仁10g，白蔻仁15g，薏苡仁15g，防己10g，木瓜10g，吴茱萸10g，白附子15g（另包，先煎），僵蚕15g，白术15g，五灵脂15g，海桐皮10g，牛膝15g，通草15g，建曲15g。6剂，水煎服，日1剂。

二诊：2019年6月12日。

症状：膝关节冷痛、肿胀有所减轻，上下楼梯仍痛。舌胖苔白腻，脉细。

手法：擦法，按揉法，弹拨法，提拿髌骨，罗氏镇定点穴法，屈膝摇法，擦法。操作同前。

针刺取穴：犊鼻、阳陵泉、阴陵泉、鹤顶、梁丘、血海、足三里、丰隆。

操作方法：常规针刺，平补平泻，留针 30 分钟，10 分钟行针 1 次。

方药：鸡鸣散加减。苏叶 15g，桔梗 15g，槟榔 15g，杏仁 10g，白蔻仁 15g，薏苡仁 15g，防己 10g，木瓜 10g，吴茱萸 10g，白附子 15g（另包，先煎），僵蚕 15g，白术 15g，五灵脂 15g，海桐皮 10g，牛膝 15g，通草 15g，建曲 15g。6 剂，水煎服，日 1 剂。

三诊：**2019 年 6 月 19 日**。

症状：膝关节已不再冷痛，但还有少许肿胀，上下楼梯疼痛有所减轻。舌胖苔薄白，脉细。

手法：按揉法，提拿髌骨，罗氏镇定点穴法，屈膝摇法，擦法。操作同前。

针刺取穴：犊鼻、阳陵泉、阴陵泉、鹤顶、梁丘、血海、足三里。

操作方法：常规针刺，平补平泻，留针 30 分钟，10 分钟行针 1 次。

方药：鸡鸣散加减。苏叶 15g，桔梗 15g，槟榔 15g，杏仁 10g，白蔻仁 15g，薏苡仁 15g，防己 10g，木瓜 10g，吴茱萸 10g，白附子 15g（另包，先煎），僵蚕 15g，白术 15g，骨碎补 15g，淫羊藿 15g，牛膝 15g，通草 15g，建曲 15g。10 剂，水煎服，日 1 剂。

四诊：**2019 年 6 月 29 日**。

症状：膝关节已不再冷、肿胀。上下楼梯疼痛有显著缓解，但劳累后依然明显。舌淡苔薄白，脉细。

手法：按揉法，提拿髌骨，罗氏镇定点穴法，屈膝摇法。操作同前。

针刺取穴：犊鼻、阳陵泉、鹤顶、梁丘、血海、足三里。

操作方法：常规针刺，平补平泻，留针 30 分钟，10 分钟行针 1 次。

方药：鸡鸣散加减。苏叶 15g，桔梗 15g，槟榔 15g，杏仁 10g，白蔻仁 15g，薏苡仁 15g，防己 10g，木瓜 10g，吴茱萸 10g，白附子 15g（另包，先煎），僵蚕 15g，白术 15g，鸡血藤 15g，淫羊藿 15g，牛膝 15g，黄芪 40g，建曲 15g。10 剂，水煎服，日 1 剂。

五诊：**2019 年 7 月 8 日**。

症状：能进行慢走锻炼半小时以上，纳眠均有好转，但上下楼梯疼痛偶尔出现，劳累后右膝关节处稍有酸胀感。舌淡苔薄白，脉细。

手法：按揉法，提拿髌骨，罗氏镇定点穴法，屈膝摇法。操作同前。

针刺取穴：犊鼻、阳陵泉、鹤顶、梁丘、血海、足三里。

操作方法：常规针刺，平补平泻，留针 30 分钟，10 分钟行针 1 次。

方药：鸡鸣散加减。苏叶 15g，桔梗 15g，槟榔 15g，杏仁 10g，白蔻仁 15g，薏苡仁 15g，防己 10g，木瓜 10g，吴茱萸 10g，白术 15g，舒筋草 15g，鸡血藤 15g，淫羊藿 15g，牛膝 15g，黄芪 60g，建曲 15g。10 剂，水煎服，日 1 剂。

六诊：2019 年 7 月 18 日。

症状：患者上下楼梯已不觉得疼痛，诸症消失，舌胖苔薄白，脉细。

手法：按揉法，提拿髌骨，罗氏镇定点穴法，屈膝摇法。操作同前。

针刺取穴：犊鼻、阳陵泉、阴陵泉、鹤顶、梁丘、血海、足三里。

操作方法：常规针刺，平补平泻，留针 30 分钟，10 分钟行针 1 次。

方药：鸡鸣散加减。苏叶 15g，桔梗 15g，槟榔 15g，杏仁 10g，白蔻仁 15g，薏苡仁 15g，防己 10g，木瓜 10g，吴茱萸 10g，白术 15g，舒筋草 15g，鸡血藤 15g，淫羊藿 15g，牛膝 15g，黄芪 60g，建曲 15g。6 剂，水煎服，日 1 剂。

1 年后随访，未见复发。

【师徒评案】

学生：本案是如何辨证的，治疗思路是什么呢？

老师：本例辨证为寒湿下注。寒性凝滞，趋下，湿性缠绵，膝部肌肉、关节、经络痹阻不通，气血运行不畅，故而发病。舌胖苔白腻，脉细是寒湿下注证的典型舌脉特征。治疗原则以行气降浊，宣化寒湿，除痹止痛。推拿手法选用㨰法、按揉法、弹拨法、提拿髌骨、罗氏镇定点穴法、屈膝摇法、擦法散寒化湿，除痹止痛，疗效颇佳；针刺选择膝关节局部穴位结合远端取穴，针用平补平泻为主，穴取犊鼻、内膝眼、阳陵泉、阴陵泉、鹤顶、梁丘、血海、足三里、丰隆；中药内服选用鸡鸣散行气降浊，宣化寒湿，除痹止痛。

二诊患者膝关节冷痛、肿胀有所减轻，上下楼梯仍痛，舌胖苔白腻，脉细。继前法。

三诊时患者感觉较好，膝关节已不再冷痛，但还有少许肿胀，上下楼梯疼痛有所减轻，舌胖苔薄白，脉细。因其舌苔已不腻，水湿已去大半，故在前方的基础上去五灵脂、海桐皮，加骨碎补、淫羊藿补肝肾。

四诊患者膝关节已不再冷、肿胀。上下楼梯疼痛有显著缓解，但劳累后依然明显，舌淡苔薄白，脉细。知其外邪已去，但疼痛在劳累后加重较为明显，故在前方去通草、骨碎补，加黄芪，合防己、白术，取防己黄芪汤之意。

五诊患者已能进行慢走锻炼半小时以上，纳眠均有好转，但上下楼梯疼痛偶尔出现，劳累后右膝关节处稍有酸胀感，舌淡苔薄白，脉细。仍守前法，加大黄芪的用量，并嘱进行坐位的膝关节伸屈运动锻炼。

六诊患者上下楼梯已不觉得疼痛，诸症消失，守方，并嘱其注重膝关节功能锻炼，避风寒等。1年后随访，未见复发。

【传承心得体会】

膝关节退行性骨关节炎、慢性膝关节滑膜炎、脂肪垫劳损等是临床常见伤科疾病。临床常见膝关节、小腿及足部肿痛，沉重、麻木、筋脉拘急、活动不利，遇阴雨天气加重。多伴周身困重、胸闷、纳差、苔腻、脉濡涩等。此皆寒湿之邪下注，阻滞经络而引起。因蜀地多阴雨，少日照，故湿邪较重。湿性趋下，易袭阴位。若湿与寒合则为寒湿，寒湿困阻经脉、关节，不通则痛，痹证成矣。久痹多为寒热错杂，虚实互见之证。实者，寒、热、湿交织错杂也。虚者，肝肾不足也。《素问·评热病论》有言："邪之所凑，其气必虚。"邪气停留必因本虚而致。故《张氏医通》明确指出："膝为筋之府……膝痛无有不因肝肾虚者。"

该患者辨证属寒湿下注，以膝关节周围疼痛，活动受限为主要表现，手法治疗选用提拿髌骨、罗氏镇定点穴法、屈膝摇法、擦法等散寒化湿，除痹止痛；针刺选择膝关节局部结合远端取穴，通络止痛。本案患者肝肾不足为本，导致筋失濡养，筋膜松弛或拘急等病理改变，加之寒湿积聚、浸淫，三焦津气运行障碍，壅滞于膝而发病。既有虚实二端，故治疗应泻实补虚。根据"着者行之"之原则，行气降浊、化湿通络、兼补肝肾为治则，以鸡鸣散合三仁汤为基础方加减治之。三焦为水湿之通道，故前人有"治湿不理三焦，非其治也"一说，故取三仁汤之义，分别选用杏仁、蔻仁、薏苡仁宣上焦、运中焦、利下焦，使气行则湿行。以白附子（另包，先煎）、僵蚕祛风解痉、通络化痰，并根据相应症状选用五灵脂、海桐皮、牛膝、通草、舒筋草、鸡血藤、淫羊藿、补骨脂、黄芪、建曲等药。

针对中老年下肢退行性病变等疾病，大多以肝肾不足为本，久病入络，痰瘀互结，寒湿困阻，三焦津气壅滞于下肢筋节，临证时应标本并治，先疏畅三焦，宣化湿浊，祛风解痉，通络化痰，佐补肝肾，双管齐下，虚实并调，故疗效较佳，但切忌一味活血化瘀，或妄用大剂滋腻之品大补肝肾，阻碍气机之升降，而致疾病缠绵难愈。

第六节　补中益气汤治疗不寐案

患者陈某，女，58 岁。2017 年 9 月 8 日初诊。

主诉：失眠 5 年余，加重 2 周。

现病史：患者 5 年前开始出现睡眠困难，睡即多梦，易醒，醒后难再入睡，头晕、面色萎黄，神疲乏力、怕冷、心悸、口淡无味，症状反复，2 周前加重，来诊。

刻下症：眠差、睡即多梦，易醒，醒后难再入睡，头晕、面色萎黄，神疲乏力、怕冷、心悸、口淡无味。舌质淡，舌苔薄白，脉象缓弱。

西医诊断：睡眠障碍。

中医诊断：不寐（中气不足证）。

治法：温阳益气，养血安神。

手法：一指禅推法，抹法，罗氏镇定点穴法，扫散法，拿法。

操作方法：患者取坐位，医者用一指禅推法从印堂穴向上推至神庭穴，往返 5 次；再从印堂向两侧沿眉弓推至太阳穴，往返 5 次；然后从印堂穴开始沿眼眶周围治疗，往返 3 次。沿上述部位用双手抹法治疗 5 次。用罗氏镇定点穴法点压印堂、攒竹、睛明、鱼腰、太阳、神庭、角孙、百会，每穴 1 分钟。用扫散法在两侧胆经循行部位治疗，每侧 20 次。拿五经、风池、肩井，3 分钟。

针刺取穴：百会、印堂、风池、内关、神门、足三里、三阴交、太冲、血海。

操作方法：百会向后平刺，捻转补法；印堂向鼻根方向平刺，捻转泻法；风池向鼻尖斜刺，采用提插泻法；内关直刺，捻转泻法；三阴交、足三里、血海直刺，提插补法；神门直刺捻转补法；太冲直刺，捻转泻法。

方药：补中益气汤加减。党参 20g，白术 20g，黄芪 40g，当归身 15g，升麻 15g，柴胡 15g，鹿角霜 20g，天麻 15g，僵蚕 15g，酸枣仁 20g，茯神 30g，白附子 20g（另包，先煎），远志 10g，石菖蒲 20g，淫羊藿 15g。6 剂，水煎服，日 1 剂。

二诊：2017 年 9 月 15 日。

症状：患者睡眠大大改善，入睡较快，且梦较前少，睡眠质量较前提高，临床症状基本消除。

手法：一指禅推法，抹法，罗氏镇定点穴法，扫散法，拿法。操作同前。

针刺取穴：百会、印堂、风池、内关、神门、足三里、三阴交、太冲、血海。

操作方法：百会向后平刺，捻转补法；印堂向鼻根方向平刺，捻转泻法；风池向鼻尖斜刺，采用提插泻法；内关直刺，捻转泻法；三阴交、足三里、血海直刺，提插补法；神门直刺捻转补法；太冲直刺，捻转泻法。

方药：补中益气汤加减。党参 20g，白术 20g，黄芪 40g，当归身 15g，升麻 15g，柴胡 15g，鹿角霜 20g，天麻 15g，僵蚕 15g，酸枣仁 20g，茯神 30g，白附子 20g（另包，先煎），远志 10g，石菖蒲 20g，淫羊藿 15g。3 剂，水煎服，日 1 剂。

【师徒评案】

学生：本案运用中药的思路是什么？

老师：本案患者自诉除失眠为主症外，还有头晕、心悸、疲乏、怕冷等症，舌脉均为气血不足之象，且怕冷明显，肾阳不足以温煦脾阳致气血生化无权，肾水劫心阳以致心悸。方中以白附子、鹿角霜、淫羊藿温补肾阳，党参、白术、黄芪、当归身益气养血，升麻、柴胡升提参、芪、归、术之气，酸枣仁、茯神、远志养血宁心，天麻、僵蚕、白附子、石菖蒲祛痰通络，络通则气血流动通畅。

学生：针刺对失眠效果也很好，您是如何选择穴位的呢？

老师：印堂位于头面两眉之间，督脉循行线上，具有醒神清窍之功能。百会在头的颠顶部，是足三阳经、肝经、督脉等多经之交汇部位，可调阴阳，益气养血，健脑宁神。内关穴为八脉交会穴之一，通于阴维，属手厥阴心包经之络穴，有醒脑开窍、安神解郁之功。三阴交系足太阴脾经、足厥阴肝经、足少阴肾经之交会穴，该穴有补肾滋阴生髓的功能。脑为髓海，髓有余则于脑有益。神门为心经原穴、输穴，宁心安神，镇静解郁，主治中医"神"的疾病，故在各种失眠治疗中可选为主穴。足三里为胃经合穴，不仅可强健脾胃，调和气血，且可治疗各种类型的失眠症，临床可在不同分型选穴的基础上加入足三里穴，能起到镇静安神的效果。太冲为肝经原穴，可疏肝解郁，清头目。血海穴为治疗血证的要穴，具有活血化瘀、补血养血之功。众穴相伍，共奏健脑宁神、疏肝养血之功。

【传承心得体会】

失眠，中医亦称"不寐""不得眠""不得卧""目不瞑"，是指不易入睡，或睡后易醒、醒后不能再度入睡，甚至彻夜难眠的临床病症，常可引起患者焦虑、抑郁或恐惧。《景岳全书·不寐》中指出："劳倦思虑太过者，必致血液耗亡，神魂无主，所以不眠。"《类证治裁·不寐》也说："思虑伤脾，脾血亏损，经年不寐。"心主血，脾为生血之源，心脾亏虚，血不养心，神不守舍，故多梦易醒，健忘心悸。气血亏虚，不能上奉于脑，清阳不升，则头晕目眩；血虚不能上荣于面，故面色少华，舌色淡；脾失健运，则饮食无味。血少气虚，故精神不振，四肢倦怠，脉细弱。本案属中气不足，清阳不升。罗老采用补中益气汤加减，以达温阳益气，养血安神之功。

第七节　延年紫菀散合四君子汤治疗咳嗽案

患者张某，男，45 岁。2017 年 5 月 22 日初诊。

主诉：咳嗽咳痰 10 年。

现病史：患者 10 年前开始出现咳嗽，反复发作，早晚明显，秋冬天气变冷时咳嗽加重。经多次检查，排除结核、肿瘤等器质性病变。其间曾行中西医治疗，时有效果，仍不时反复。

刻下症：早晚较重，每届秋冬为甚。近时眠食不佳，大便不实。屡经治疗，效果不显，经西医检查、透视化验均未发现结核病变，诊为慢性支气管炎，今就出差之便，来蓉就诊。舌苔薄白，脉缓弱。

西医诊断：慢性支气管炎。

中医诊断：咳嗽（脾肺两虚证）。

治法：补肺健脾。

手法：抹法，按揉法，拿法，罗氏膀胱经推拿法，罗氏夹脊拨法，罗氏镇定点穴法，擦法。

操作方法：

（1）患者取仰卧位，推拿者坐于其头顶前方，双手拇指螺纹面用抹法，从印堂、鱼腰至丝竹空穴，从额中、阳白，到太阳穴，从神庭、头维到角孙穴，三线各操作 3 ～ 5 次，抹前可先局部涂少许葱姜汁，以免破皮。

（2）推拿者一手扶住患者枕部，另一手以按揉法沿印堂、神庭、头维、太阳穴一线，以及印堂、阳白、鱼腰、太阳穴一线，双侧各操作 3 ～ 5 次，在穴位处停留时间稍长。

（3）五指拿法并结合点揉法自颠顶至风府穴一线反复操作 3 ～ 5 次。点压时力度稍重，以患者有酸胀感为度。

（4）罗氏膀胱经推拿法：沿患者腰背部两侧竖脊肌及膀胱经用轻柔的摩法、掌根揉法上下往返操作 5 ～ 8 次，用较重刺激的擦法沿脊柱两侧竖脊肌上下往返治疗 5 ～ 6 次；自上而下大面积广泛、轻柔弹拨腰背部两侧膀胱经，往返操作 2 ～ 3 次，使肌肉的痉挛明显减轻为度。

（5）罗氏夹脊拨法：五指自然伸直，腕关节自然伸直，食指、中指和无名指并拢，以其指端着力于胸段夹脊处，下压至一定深度，使局部产生酸胀感。

（6）罗氏镇定点穴法：取穴风池、大椎、中府、云门、风门、肺俞，拇指末端指间关节弯曲约成 90°，另外四指和手掌扶在所点部位旁；中指镇定点穴，中指末端指间关节弯曲约成 90°，或者近节指间关节屈曲。由轻到重逐渐加压，垂直用力，固定不移，以"得气"或患者耐受为度。

（7）擦法：掌擦法操作于颈项部，小鱼际擦法操作于胸背部膀胱经，以透热为度。

针刺取穴：列缺、合谷、大椎、风池、云门、中府、足三里、丰隆。

操作方法：常规针刺，平补平泻，留针 30 分钟，10 分钟行针 1 次。

方药：延年紫菀散合四君子汤加味。炙百部 5g，炙紫菀 6g，云茯苓 10g，炙白前 5g，炙化橘红 6g，云茯神 10g，野党参 10g，小於术 10g，川贝母 6g，北沙参 6g，枇杷叶 6g，炒杏仁 6g，炙甘草 3g，半夏曲 10g，炒远志 10g，南沙参 6g。6 剂，水煎服，日 1 剂。

二诊：2017 年 5 月 28 日。

症状：服药之后，咳嗽大减，食眠亦均转佳，二便正常。舌淡苔薄，脉细沉。

手法：抹法，按揉法，拿法，罗氏膀胱经推拿法，罗氏夹脊拨法，罗氏镇定点穴法，擦法。操作同前。

针刺取穴：列缺、合谷、大椎、风池、云门、中府、足三里、丰隆。

操作方法：常规针刺，平补平泻，留针 30 分钟，10 分钟行针 1 次。

方药：延年紫菀散合四君子汤加味。炙百部 5g，炙紫菀 6g，云茯苓 10g，炙白前 5g，炙化橘红 6g，云茯神 10g，野党参 10g，小於术 10g，川贝母 6g，北沙参 6g，枇杷叶 6g，炒杏仁 6g，炙甘草 3g，半夏曲 10g，炒远志 10g，南沙参 6g，玉竹 10g，冬虫夏草 10g。6 剂，水煎服，日 1 剂。

三诊：2017 年 6 月 3 日。

症状：药后，咳嗽基本停止，返乡在即。

手法：抹法，按揉法，拿法，罗氏膀胱经推拿法，罗氏夹脊拨法，罗氏镇定点穴法，擦法。操作同前。

针刺取穴：列缺、合谷、大椎、风池、云门、中府、足三里、丰隆。

操作方法：常规针刺，平补平泻，留针 30 分钟，10 分钟行针 1 次。

方药：延年紫菀散合四君子汤加味。

嘱将 5 倍前方剂量研细粉，炼蜜为丸，每丸 10g 重，每日早晚各服 1 丸，白开水送服。并嘱其加强锻炼，防止外感。随访半年未见复发。

【师徒评案】

学生：咳嗽责之于肺，久咳为何治肺多难痊愈？

老师：脾为生痰之源，肺为贮痰之器。脾肺两虚，不能摄养，故咳嗽咳痰。肺司呼吸，其主皮毛，形如华盖，以覆脏腑。外感之邪，首犯肺而为嗽。内伤五脏六腑，影响及肺而为咳。外感之证，其来多暴；内伤之证，其来多缓。外感之咳，实中有虚；内伤之咳，虚中有实。临床必须审其新久虚实而施治。此例是为脾肺俱虚，初用延年紫菀散、四君子汤加味以治，继用丸药收功，即所谓母子并治，培土生金。

【传承心得体会】

咳嗽一症，自小儿至年长者，皆易得之，或因外感，或因内虚。《素问·咳论》云："五脏六腑皆令人咳，非独肺也。"故知咳嗽一症，其本复杂，然肺主皮毛，为五脏之华盖，风邪外袭，肺热被束，或年老体虚，肺气不固，肺气肃降失司，壅滞不宣，故发为咳嗽。然肺属金，其母为脾，脾胃乃后天之本，气血化生之源，若得肺气充盛，祛除病邪，当补其母，故治咳嗽者，多肺脾双补，所谓培土生金也。该患者患病较久，以针刺、推拿、中药汤剂治疗后，效果明显，然其久病多虚，为防止复发，需以丸剂缓补之，所谓"丸者缓也"，肺脾同补，以达固本之效。

第八节　天麻钩藤饮结合罗氏手法治疗颈源性眩晕案

患者周某，女，48 岁。2020 年 5 月 10 日初诊。

主诉：反复颈项僵痛、眩晕 3 年，加重伴恶心、呕吐 4 天。

现病史：患者 3 年前无明显诱因出现颈项部僵硬疼痛，眩晕，后反复发作，4 天前，患者劳累后出现颈项部僵硬疼痛，眩晕，恶心，呕吐，右侧项背部疼痛，目赤，视物昏花，为求治疗来诊。

刻下症：颈项部僵硬疼痛，眩晕，尤以头后仰和向右旋转为甚，恶心，呕吐，右侧项背部疼痛，目赤，视物昏花，神清，精神不佳，口干口苦，纳呆，夜眠差、多梦，二便调。舌质红，苔黄腻，脉弦滑数。

西医诊断：椎动脉型颈椎病。

中医诊断：眩晕（肝阳上亢，痰浊阻络证）。

治法：平肝潜阳，祛痰通络。

手法：推桥弓，罗氏提捏弹颈法，罗氏三指推拨法，罗氏镇定点穴法，摩腹，罗氏定位颈椎扳法。

操作方法：

（1）拇指推法交替推桥弓，先推左侧，后推右侧，每侧约 1 分钟。

（2）罗氏提捏弹颈法对斜方肌、肩胛提肌、胸锁乳突肌、头夹肌进行提捏弹颈操作。

（3）罗氏三指推拨法推拨背部两侧膀胱经约 2 分钟。

（4）罗氏镇定点穴法在后枕部压痛点、寰枕筋膜、枕下肌群起止点操作约 2 分钟。

（5）掌摩法摩腹约 3 分钟。

（6）罗氏定位颈椎扳法调整上位颈椎关节突关节紊乱。

针刺取穴：风池、侠溪、太冲、行间、肝俞、头维、阴陵泉、丰隆、内关、中脘。

操作方法：针刺泻法，常规针刺，留针 30 分钟，10 分钟行针 1 次。

方药：天麻钩藤饮加减。天麻 15g，钩藤 15g，石决明 20g（另包，先煎），黄芩 15g，栀子 15g，怀牛膝 15g，杜仲 15g，桑寄生 15g，僵蚕 15g，灵仙根 20g，葛根 15g，白附子 20g（另包，先煎），姜黄 15g，隔山撬 15g，茯神 15g，朱砂 0.5g（冲服），甘草 5g。7 剂，水煎服，日 1 剂。

二诊：2020 年 5 月 17 日。

症状：眩晕，呕吐减轻，项背疼痛减轻，头颈部活动仍轻微受限，眠可，其他不适症状均消失。舌红，苔薄黄，脉弦细。

手法：推桥弓，罗氏提捏弹颈法，罗氏三指推拨法，罗氏镇定点穴法，罗氏定位颈椎扳法。操作同前。

针刺取穴：风池、侠溪、太冲、行间、肝俞、头维、阴陵泉、中脘。

操作方法：针刺泻法，常规针刺，留针 30 分钟，10 分钟行针 1 次。

方药：天麻钩藤饮加减。天麻 15g，钩藤 15g，黄芩 15g，石决明 20g（另包，先煎），怀牛膝 15g，杜仲 15g，桑寄生 15g，白附子 20g（另包，先煎），僵蚕 15g，葛根 15g，灵仙根 20g，姜黄 15g，赤芍 15g，川芎 12g，甘草 5g。7 剂，水煎服，日 1 剂。

三诊：2020 年 5 月 24 日。

症状：眩晕偶发，颈项活动不利，余症皆除。舌淡，苔薄白，脉细弱。

手法：罗氏提捏弹颈法，罗氏三指推拨法，罗氏镇定点穴法，罗氏定位颈椎扳法。操作同前。

针刺取穴：风池、侠溪、太冲、行间。

操作方法：常规针刺，平补平泻，留针 30 分钟，每隔 10 分钟行针 1 次。

方药：天麻钩藤饮加减。天麻 15g，怀牛膝 15g，杜仲 15g，桑寄生 15g，白附子 20g（另包，先煎），僵蚕 15g，葛根 15g，灵仙根 20g，姜黄 15g，赤芍 15g，川芎 12g，黄芪 40g，熟地黄 20g，当归 15g，党参 30g，山茱萸 20g，枸杞子 15g，甘草 5g。15 剂，水煎服，日 1 剂。

【师徒评案】

学生：您可以讲讲本案的辨证和治疗思路吗？

老师：本例辨证为痰浊阻络，肝阳上亢，上冒颠顶，故发眩晕。阳升则急躁易怒，火动扰心则多梦。口苦苔黄是阳热炽内，脉弦为肝阳亢盛之征。治疗原则以平肝潜阳，祛痰通络，理筋整复。推拿手法采用推桥弓、罗氏提捏弹颈法、罗氏三指推拨法、罗氏镇定点穴法、摩腹、罗氏定位颈椎扳法，平肝潜阳，清利头目，祛湿化痰，理筋整复，收效甚佳。针刺选择肩颈局部、背俞穴、远端取穴相结合，针用泻法为主，穴取风池、侠溪、太冲、行间、肝俞、头维、阴陵泉、丰隆、内关、中脘。中药内服选用天麻钩藤饮加减平肝息风，祛痰通络止痛。

二诊患者症状减轻，火热症状稍减，纳可，夜眠安，故去栀子、隔山撬、茯神、朱砂，加赤芍、川芎加强活血行气。

三诊时患者症状大为缓解，辨证为肝肾不足，故原方去钩藤、石决明、黄芩，加黄芪、熟地黄、当归、党参、山茱萸、枸杞子等药补益肝肾，补气活血以善其后，故获痊愈。

【传承心得体会】

《素问·至真要大论》云："诸风掉眩，皆属于肝。"肝主筋，肾主骨生髓，肝肾不足日久，则脑海、筋脉失养，遇过劳、外感等则可发为眩晕，兼见颈项僵痛等症。眩晕的"眩"指的是目眩，眩晕的"晕"指的是头晕，因为目眩和头晕常同时出现，故统称"眩晕"。现代医学认为，眩晕是空间定向感觉出现障碍或平衡感觉出现障碍。眩晕可并发于其他疾病之中，耳朵、眼睛、神经、颈椎等部位的疾病，以及心血管疾病、血液病、代谢病等全身疾病均可伴发眩晕。眩晕也可单独出现，是临床常见症状，常见于老年人，身体虚弱的年轻人亦可患此症。中医大多将椎动脉型颈椎病归入眩晕范畴。中医学认为，风、火、痰、虚均可致眩，肝阳上亢，风阳扰动清空；痰湿中阻，则清阳不升浊阴不降；气血亏虚，气虚则清阳不展，血虚则脑失所养；肾精不足则髓海空虚，俱可发生眩晕。治疗或平肝潜阳，或燥湿祛痰，或补养气虚，或补肾益精。本例辨证为肝阳上亢，痰浊阻络，故治以平肝潜阳，祛痰通络。因此中医对眩晕辨证论治首先要辨虚实，该患者属实证，因此推拿以平肝潜阳，清利头目，祛湿化痰，针刺以泻法为主；中药内服方以天麻钩藤饮加减。方中天麻、钩藤、石决明平肝息风；黄芩、栀子清热泻火；怀牛膝、杜仲、桑寄生补益肝肾；白附子、僵蚕祛痰通络；葛根、灵仙根、姜黄解肌通络止痛；隔山撬健脾；茯神、朱砂安神定志；甘草调和诸药。

眩晕症每遇疲劳、郁怒等诱因易反复发作，故本病患者应注意劳逸结合，动静结合，节制房事，戒绝烟酒，养成起居规律的良好习惯。适度颈部活动，颈椎保暖，坚持进行体育锻炼，选择适当的运动方法以达到调节周身气血、恢复脏腑功能、减轻症状的目的。

第九节　益气活血法治疗股骨头坏死案

患者杨某，男，68 岁。2017 年 11 月 4 日初诊。

主诉：双髋疼痛 2 年伴右下肢跛行半年。

现病史：患者因长年饮酒，2 年前开始出现双髋部疼痛，行走后痛甚，下蹲站立时亦痛，自认为是风湿性关节炎，自服中成药及西药止痛片，当时疼痛缓解，后反复发作，症状逐渐加重，半年前出现右下肢跛行，外院行 X 线检查示双侧股骨头坏死。经多方诊治疗效不佳而来诊。既往有长期嗜酒史，无激素应用史。

查体：脊柱无畸形，双下肢等长，肌肉稍萎缩，双髋关节外展、内收、内外旋、屈髋及过伸均受限，右侧尤甚。双侧"4"字试验阳性。X 线示双侧股骨头呈骨质疏松，双侧股骨头散在斑点状囊性改变，关节面平滑，新月征阳性。

刻下症：神清，右下肢跛行，双髋部行走时疼痛，右侧为主，下蹲时双髋关节受限，跛行，纳差，舌质暗，边有瘀点，苔薄白，脉弦。

西医诊断：双侧股骨头缺血性坏死。

中医诊断：髋痹病（气虚血瘀证）。

治法：补气活血，舒筋止痛。

手法：擦法，揉法，点拿环跳，按揉髋部，拿揉腿部，掌根揉及摇髋法。

操作方法：

（1）擦腰眼及臀部：患者取俯卧位，术者用掌指关节以擦法擦脊柱两侧腰眼1～2分钟，沿膀胱经逐渐向下移动，擦至臀下纹中央的承扶穴处止，以环跳穴为中心，上下往返滚动5～8分钟，两侧臀部可交替操作。

（2）点拿环跳：体位同上，术者立于患侧，以两手拇指端叠指，置于患侧环跳穴处，其余手指伸直放于臀上，相对拇指用力提拿臀肌，同时拇指有节律地进行点压，反复操作2～4分钟。操作时用力由轻到重，逐渐深入。

（3）擦大腿：患者取仰卧位，双下肢伸直，术者以擦法施于患侧下肢股前的股四头肌处，沿股四头肌正中由髋下至膝关节上，往返1～2次；自患侧下肢的股骨粗隆上经风市穴擦至膝关节外侧，往返1～2次；俯卧位，以拳擦法自臀部经承扶穴至委中穴，往返1～2次。共操作6～8分钟。

（4）掌根揉股四头肌：患者取仰卧位，两下肢伸直。术者以一手掌侧置于一侧下肢股前髀关穴平高处，沿股四头肌正中以掌根揉法自上而下经伏兔、梁丘揉至膝关节上，反复操作1～2分钟。然后术者以单掌着力于大腿前侧根部，沿大腿前正中按揉股四头肌至膝关节上，反复操作1～2分钟。

（5）拿揉腿部：患者取仰卧位，下肢略外展。术者以一手拇指置于股内侧上方股内收肌起点处，余四指置于与其相对应的股内侧后方，由上而下循足少阳胆经和足阳明胃经路线拿至膝关节处，反复操作3～5次。

（6）摇髋：患者取仰卧位，下肢略外展。术者一手握患膝，另一手握踝部，做髋关节内收内旋，屈膝屈髋至最大限度，以不引起患者疼痛为度，后外旋外展，以髋关节为中心做顺时针和逆时针旋转运动，操作2～4次。

治疗完毕嘱患者休息2～3分钟。隔日1次，连续治疗3个月。

针刺取穴：肾俞、命门、髀关、承扶、风市、委中、梁丘。

操作方法：针刺，补法或平补平泻。以上诸穴均行常规针刺。

方药：桃红四物汤加味。红花10g，桃仁10g，熟地黄20g，当归15g，赤芍15g，川芎12g，蜈蚣1条，牛膝15g，舒筋草15g，黄芪40g，苏木15g，骨碎补15g，五灵脂15g，建曲15g。14剂，水煎服，日1剂。

二诊：2017 年 11 月 20 日。

症状：行走时双髋疼痛减轻，下蹲时稍轻松，右下肢跛行好转，纳可，舌暗，苔薄白，脉细弱。

手法：㨰法，揉法，点拿环跳法，按揉髋部，拿揉腿部，掌根揉及摇髋法。操作同前。

针刺取穴：肾俞、命门、髀关、承扶、风市、委中、梁丘。

操作方法：针刺，补法或平补平泻。以上诸穴均行常规针刺。

方药：桃红四物汤加味。红花 10g，桃仁 10g，熟地黄 20g，当归 15g，赤芍 15g，川芎 12g，牛膝 15g，蜈蚣 1 条，舒筋草 15g，黄芪 40g，淫羊藿 15g，骨碎补 15g，五灵脂 15g，补骨脂 15g，鸡血藤 15g。14 剂，水煎服，日 1 剂。

三诊：2017 年 12 月 15 日。

上方共服用 5 月余，诸症大减。于上方加党参 20g，继服 1 个月后，再次复诊，双髋功能部分恢复，无跛行，行走时无疼痛，"4"字试验右侧轻度阳性。遂嘱患者将上方制成小丸，继服 7 个月。

随访 2 年未见复发。

【师徒评案】

学生：长期酗酒与股骨头无菌性坏死有必然联系吗？

老师：有长期酗酒习惯的人可患有慢性酒精中毒，进而可能引发股骨头无菌性坏死。早期症状表现往往不明显，一旦出现酸胀痛等症状时，病情就已经发展到很严重了。所以治疗首先嘱患者戒掉长期酗酒的不良习惯，祛除致病因素。同时，本病治疗过程中强调尽量避免负重，扶拐行走，以防股骨头关节面塌陷，若发生塌陷则治愈的可能性就会减小。

学生：本病例辨证治疗要点有哪些？

老师：本病正虚为本，邪实为标，肝肾不足为正虚，瘀血痰浊内阻为邪实，治当扶正祛邪。法以补气活血、舒筋止痛，后期加以补肝肾、强筋骨。桃红四物汤功效养血活血，原为调经要方之一，用于本例取其补血而不滞血，行血而不伤血之意。以祛瘀为核心，辅以养血、行气。方中以活血强劲之品桃仁、红花为君，力主活血化瘀；以甘温之熟地黄滋阴补肾、养血调肝；大剂量黄芪补气养血，气为血之帅，血为气之母，有形之血不能速生，无形之气当急补，配当归为当归补血汤组成，养血活血。赤芍养血和营，味酸以加强收敛之力；川芎活血行气、调畅气血，以助活血之功；使瘀血去、新血生、气机畅。佐以蜈蚣祛风通络，骨碎补、牛膝补肝肾、强筋骨；配舒筋草、苏木调达气机，使营气通达四末，建曲固护脾气，五灵脂通滞除瘀，诸药合用使通经络之品终至患处，疾病向愈。服药1月余，疼痛症状有缓解，气血渐和，后参四诊（纳可，舌暗，苔薄白，脉细弱），去健脾之建曲、苏木；以补骨脂、淫羊藿峻补肾阳，填精补髓，鸡血藤活血通络。诸药连服5个月，使肾气足而筋骨健，X线示双侧股骨头密度增高，骨质疏松改善，双侧股骨头软骨下囊性变减少，骨小梁通过坏死区。酌加少许补气之党参，调养气血，继服7个月而告愈。本证病程较长，但预后甚好，以手法配合中药内服确能改善体内瘀血凝滞之态，活血补血为本，舒筋止痛为标，填精补髓为养是本病治疗大法。而患者能坚持配合也是该病向愈的因素之一，因此医患配合，增强患者信心亦为医家重视。

【传承心得体会】

中医认为肝主筋、肾主骨，二脏与筋骨充养关系最为密切。肾为先天之本，主骨生髓，肾健则髓充，髓满则骨坚。反之，则髓枯骨萎，失去应有的再生能力。肝主筋藏血，与肾同源，两脏荣衰与共，若肝脏受累，藏血失司，不能正常调节血量。"心主血，肝藏之，人动则血运于诸经，人静则血归于肝脏。"若血液藏运不周，营养不济，也是造成"缺血性骨坏死"的重要原因。因此，我们应抱有足够之耐心，针对病证之标本兼治，而且同时帮助患者树立坚定的信心，以手法配合患者主动活动锻炼，改善髋部功能。本案强调中药治疗的重要性，以养血活血为本，手法直接针对局部活血养血，揉摇手法舒筋活络，同时兼顾补气，以疗程换疗效。得效后，以峻补肾阳之品，助火通阳，温通经脉，使筋强骨壮，气化有源。

第十节　八珍汤治疗斑秃案

患者张某，男，40 岁。2014 年 3 月 10 日初诊。

主诉：脱发 2 年余，加重半载。

现病史：患者自诉 2 年来因工作劳累过度而致头发逐渐脱落，半年前因公司突发事件忧思过度，出现头部散在多个一元硬币大小的脱发，呈圆形，局部头皮发麻发痒。

刻下症：头顶及颞侧、枕部散在多个一元硬币大小的无毛发区域，神疲乏力，纳差，失眠多梦。苔白，舌质淡红，脉沉细。

西医诊断：斑秃。

中医诊断：油风（气血亏虚，肝肾不足证）。

治法：养血益气，滋补肝肾。

手法：用鲜姜片涂擦患处。

操作方法：将新鲜生姜切成平面状，然后将姜汁涂抹在斑秃处，让姜片表面与头皮充分接触，边涂抹边按摩，让姜汁被头皮慢慢吸收，每次 5 分钟，以头皮发热为度，每天涂抹一到两次。

针刺取穴：局部脱发区、心俞、肝俞、脾俞、胃俞、血海、足三里、三阴交、太冲。

操作方法：斑秃周边部位按等距离划分，作为进针部位，向斑秃中心斜刺，行快频率捻转；局部脱发区隔日采用梅花针叩刺；取心俞、肝俞、脾俞、胃俞，用捻转的平补平泻法。血海、足三里、三阴交采用提插配合捻转的复合补法；太冲采用提插泻法。隔 10 分钟行针 1 次，留针 20 分钟，隔日 1 次。

方药：八珍汤加减。生地黄 20g，当归 15g，川芎 10g，熟地黄 20g，菟丝子 15g，白芍 20g，首乌 15g，党参 20g，枸杞子 15g，黄芪 60g，白术 15g，茯苓 20g，黄精 20g，女贞子 20g，旱莲草 20g，炙甘草 10g，茯神 20g，酸枣仁 20g。6 剂，水煎服，日 1 剂。

自创经验方外洗：硫黄 40g，益母草 60g，陈艾 20g，地肤子 20g，白鲜皮 20g，紫荆皮 20g，苦参 15g，土茯苓 20g，黄芩 20g。6 剂，水煎外洗，日 1 剂。

二诊：2014 年 8 月 18 日。

症状：服药后睡眠改善，精神较前好转，无疲乏感，头部瘙痒感消失，自觉头皮无毛发区有轻微散在的细细绒毛长出。舌质淡红，苔白，脉细缓。

手法：用鲜姜片涂擦患处。操作同前。

针刺取穴：局部脱发区、心俞、肝俞、脾俞、胃俞、血海、足三里、三阴交、太冲。操作同前。

方药：继用前方内服、外用，10 剂。并嘱患者树立信心，坚持用药，注意调节工作状态，避免精神紧张，少食辛辣刺激之品。

随访：患者用药后未来复诊，遂电话随访，患者述病已自愈，头部毛发已完全长出，发质同正常发质。

【师徒评案】

学生：西医对斑秃是如何认识的？

老师：斑秃，俗称"鬼剃头"，西医学认为系内分泌功能紊乱、神经营养障碍，或某些药物所引起。如长期精神紧张，引起皮肤营养障碍，可能是引致脱发的主要因素。

学生：中医又是如何理解斑秃的呢？

老师：中医学认为，阴阳失调，气滞血瘀，肝肾不足；或气血两虚，外感风邪，以致毛发失养而脱落。无论何种原因引起脱发，都与肝肾不足、气血虚弱有关。《内经》指出"发为血之余"，血虚发失所养，故见发枯易脱，分布稀疏。

学生：本病为何选用八珍汤治疗？

老师：本案患者长期处于精神紧张状态，因突发事件而过度忧虑，导致毛发脱落加重，辨证属于中医气血亏虚、肝肾不足，治疗以八珍汤加减，补益气血、滋补肝肾。生地黄、当归、川芎、熟地黄、党参、黄芪、白术、茯苓、白芍合用滋补气血；菟丝子、首乌、枸杞子、黄精、女贞子、旱莲草滋补肝肾；炙甘草、茯神、酸枣仁养心安神。另外，外洗剂用硫黄、地肤子、白鲜皮、紫荆皮止痒，黄芩、苦参、土茯苓清热除湿解毒，益母草、陈艾活血，全方可止痒生发。内服外洗配合运用，使得脏腑气血充盈，生发有源而获良效。

【传承心得体会】

现代人生活节奏的加快，一方面使人们的心理压力增大，耗伤阴血，另一方面因饮食结构等的改变易使血中积聚湿热之邪，两者相互影响可能是导致脱发的主要因素。肝藏血，肾藏精，精血充足，互为滋养，则发黑有泽。头为清窍，为阳气汇聚之所，局部脱发多是经气不通，采用局部脱发区围刺、叩刺及用生姜外擦能够激发经气运行；患病日久，心肾俱虚，取心俞、肝俞、三阴交、太冲滋补心肾；发为血之余，取脾俞、胃俞、血海、足三里，滋养脾胃后天之本，生化气血。

第十一节 萆薢分清饮治疗尿浊案

患者蔡某，男，32岁。2018年7月24日初诊。

主诉：小便浑浊2年余。

现病史：2年前，患者发现小便浑浊，经相关检查，排除器质性病变，经过多位生殖泌尿科专家治疗未见好转，经医师介绍特来就诊。

刻下症：右下腹游走性胀痛，小便浑浊，量多色浓，白如泔浆，1周3～4次，尿时无涩痛不利感，口干、心烦，纳差，眠可。舌质淡红，苔薄黄，脉弦细数。

西医诊断：乳糜尿。

中医诊断：尿浊病（湿热下注证）。

治法：清热利湿，分清泄浊。

手法：揉法，摩法，罗氏镇定点穴法，振法，罗氏三指推拨法，擦法，按揉法。

操作方法：

（1）患者仰卧。先用掌根揉神阙穴 2 分钟左右，以脐下有温热感为度。再用掌摩法摩小腹部，约 2 分钟。

（2）然后用罗氏镇定点穴法点按气海、关元、中极穴各 1 分钟左右；最后掌振下腹部 2 分钟左右。

（3）患者取俯卧位。用罗氏三指推拨法施术于背部两侧膀胱经，时间 1～2 分钟；然后用罗氏镇定点穴法于肝俞、膀胱俞、肾俞、命门、腰阳关等穴施术，每穴约 1 分钟，以得气为度。用擦法横擦肾俞、命门，以透热为度。

（4）按揉三阴交、太溪各 1 分钟。

治疗完毕嘱患者休息 2～3 分钟。

针刺取穴：脾俞、胃俞、肾俞、膀胱俞、气海、关元、中脘、阴陵泉、阳陵泉、足三里、三阴交、太冲。

操作方法：常规针刺。脾俞、胃俞、肾俞采用提插配合捻转的补法；膀胱俞采用提插配合捻转的泻法；气海、关元采用斜刺法，针尖斜向阴部；中脘、足三里、三阴交采用提插配合捻转的补法；太冲、阴陵泉、阳陵泉采用提插配合捻转的泻法。隔 5 分钟行针 1 次，留针 20 分钟。

方药：萆薢分清饮加减。萆薢 20g，黄柏 20g，车前草 30g，丹参 20g，石菖蒲 20g，白术 30g，益智仁 20g，连翘 15g，沙苑子 20g，鱼鳔胶 20g，鳖甲 20g，焦栀子 15g，淡豆豉 15g。6 剂，水煎服，日 1 剂。

二诊：2018 年 7 月 31 日。

症状：患者自诉服上方后仍感右下腹胀，小便浑浊如米泔浆，但次数较前减少，心烦好转。舌淡红苔薄黄，脉弦数。

手法：揉法，摩法，罗氏镇定点穴法，振法，罗氏三指推拨法，擦法，按揉法。操作同前。

针刺取穴：脾俞、胃俞、肾俞、膀胱俞、气海、关元、中脘、阴陵泉、阳陵泉、足三里。操作同前。

方药：萆薢分清饮加减。萆薢 20g，黄柏 15g，车前草 30g，丹参 20g，石菖蒲 20g，白术 20g，益智仁 20g，海螵蛸 20g，黄连 10g，生地黄 20g，知母 15g，竹叶 10g，瞿麦 15g，冬葵子 15g，延胡索炭 15g。6 剂，水煎服，日 1 剂。

三诊：2018 年 8 月 6 日。

症状：患者自诉右下腹部仍有胀痛，1 周来，小便排出浑浊物只有 1 次，量较以前减少，质较前稀而不稠，纳眠可。舌淡苔白，脉滑。

手法：揉法，摩法，罗氏镇定点穴法，振法，罗氏三指推拨法，擦法，按揉法。操作同前。

针刺取穴：脾俞、胃俞、肾俞、膀胱俞、气海、关元、中脘、阴陵泉、阳陵泉、足三里。操作同前。

方药：萆薢分清饮加减。萆薢 20g，黄柏 10g，车前草 30g，丹参 20g，石菖蒲 20g，益智仁 20g，海螵蛸 20g，黄连 10g，猪苓 20g，茯苓 15g，砂仁 15g（后下），莲子须 20g，地骨皮 15g，通草 10g。6 剂，水煎服，日 1 剂。

四诊：2018 年 8 月 12 日。

症状：患者自诉因工作繁忙，周五有 1 次小便夹几滴浑浊物，右下腹胀，纳眠可。舌质淡红，苔薄黄，脉滑。

手法：揉法，摩法，罗氏镇定点穴法，振法，罗氏三指推拨法，擦法，按揉法。操作同前。

针刺取穴：脾俞、胃俞、肾俞、膀胱俞、气海、关元、中脘、足三里。操作同前。

方药：萆薢分清饮加减。萆薢 20g，黄柏 10g，车前草 30g，丹参 20g，石菖蒲 20g，益智仁 20g，海螵蛸 20g，黄连 10g，猪苓 20g，茯苓 15g，砂仁 15g（后下），莲子须 20g，地骨皮 15g，通草 10g，法半夏 15g，赤石脂 5g。6 剂，水煎服，日 1 剂。

五诊：2018 年 8 月 18 日。

症状：患者自诉上周小便基本正常，但右下腹仍胀，余无特殊，纳眠可。舌质淡，苔薄白，脉滑数。

手法：揉法，摩法，罗氏镇定点穴法，振法，罗氏三指推拨法，擦法，按揉法。操作同前。

针刺取穴：脾俞、胃俞、肾俞、膀胱俞、气海、关元、中脘、足三里。操作同前。

方药：草薢分清饮加减。草薢 20g，黄柏 10g，车前草 30g，丹参 20g，石菖蒲 20g，益智仁 20g，海螵蛸 20g，黄连 10g，猪苓 20g，茯苓 15g，砂仁（后下）15g，莲子须 20g，地骨皮 15g，通草 10g，法半夏 15g，赤石脂 5g，枸杞 20g。6 剂，水煎服，日 1 剂。

六诊：2018 年 8 月 24 日。

症状：患者自诉上周小便基本正常，但右下腹仍胀，余无特殊，纳眠可，舌质淡，苔薄白，脉滑。嘱患者坚持间断服用上方，如有病情变化复诊治疗。

【师徒评案】

学生："精浊"的病因病机是什么？

老师：明代张景岳在《景岳全书》中对"精浊"的病因病机做了具体论述："有浊在精者，必由相火妄动，淫欲逆精，以致精离其位，不能闭藏，则源流相继，淫溢而下，移热膀胱则溺孔涩痛，清浊并至，此皆白浊之因热证也。"

学生：本例患者的病因病机是什么？

老师：本例患者长期久坐伏案，湿热内蕴下渗膀胱，蕴结下焦，以致清浊不分，形成尿浊。治疗时理当清热利湿、分清泄浊。

学生：本例患者整个治疗过程中，组方遣药如何把握？

老师：治疗应用程氏草薢分清饮加减。草薢、黄柏、车前草、石菖蒲、白术健脾祛湿；焦栀子、淡豆豉、连翘、丹参清心养心；沙苑子、鱼鳔胶、益智仁、鳖甲益肾固精。治疗后患者感觉症状明显改善。

二诊沿用上方，继续加减应用生地黄、知母、竹叶、瞿麦、冬葵子清心解毒祛热；海螵蛸、延胡索炭调气固精，治疗后小便症状明显好转。三诊应用猪苓、茯苓、地骨皮、石菖蒲清热利湿；黄连、莲子须、猪苓清心经热；茯苓、砂仁顾护脾胃，防止诸苦寒之品攻伐太过，损及脾胃。四五诊守上方适当调整为以清心热为主，加枸杞子、赤石脂固肾，法半夏降气化痰，患者未有小便夹浑浊物症状。六诊患者症状消除，继续采用上法治疗。嘱患者注意调节情志与休息，防止过度疲劳。

【传承心得体会】

草薢分清饮方中草薢利湿化浊；车前草、茯苓淡渗利湿，导泻已停的湿浊；石菖蒲芳香化浊，白术健脾燥湿，黄柏苦寒坚阴，清泻相火；莲子心清心火，与草薢相伍，使君相之火不旺；丹参行血祛瘀。综合全方，以清热利湿之品为主组方，共奏清热利湿、分清泄浊之效。本方现代主要用来治疗前列腺、尿道的急慢性炎症、乳糜尿，以及滴虫性阴道炎、慢性盆腔炎等多种疾病。目前该病呈高发趋势，且缠绵难愈，给患者带来极大的身体不适和心理负担，本方的疗效广泛、效果明显，临床根据症状加减应用。

背部俞穴脾俞、胃俞、肾俞、膀胱俞调节脏腑之气转输，现代研究发现背俞穴的分布规律与脊神经阶段性分布特点大致吻合，内脏疾病的体表反应区常是相应穴位；气海、关元激发肾阳，增强固涩之功；阴陵泉、阳陵泉、三阴交、太冲行气利湿清热，使邪有路可行；中脘、足三里，顾护脾胃，使湿热滋生无源。

第十二节　桂辛散合苍耳子散治疗突发性耳聋案

患者武某，女，48岁。2012年7月9日初诊。

主诉：右耳突发性耳聋1周。

现病史：患者1周前外感风寒后出现右耳突聋，颈项强，头皮紧，头晕，无恶心呕吐，曾到某医院做高压氧治疗，未见好转。

刻下症：头晕，颈项强硬，耳内发闷、胀满且有阻塞感，鼻塞，项强，纳眠差。舌尖红、质淡，苔薄白，脉浮紧。

西医诊断：耳聋。

中医诊断：耳聋（风寒外感证）。

治法：疏风，散寒，开窍。

手法：罗氏镇定点穴法，揉法，擦法，按法。

操作方法：

（1）采用罗氏镇定点穴法，以食指或中指指端一次点按耳门、听宫、听会、翳风、合谷、外关等穴，采用按一揉三操作，结束时指端定住，在穴位处增强刺激。

（2）手指分开，从耳前后由上而下擦热耳前后皮肤。

（3）鸣天鼓：用搓热的两手掌心捂住两耳，手掌与耳朵完全封闭，然后两掌突然松开，重复操作30次。

（4）食指和拇指，先从上至下，然后从下至上按捏耳郭，反复按捏至双耳有发热感，共按捏耳郭100次。

针刺取穴：风池、风府、听宫、听会、下关、翳风、外关、合谷。

操作方法：常规取穴针刺，采用搓捻法行针。

方药：桂辛散合苍耳子散加减。麻黄5g，桂枝15g，白芷20g，川芎10g，当归15g，细辛5g，白蒺藜15g，石菖蒲15g，制南星15g（另包，先煎），川木通15g，广木香15g，僵蚕15g，竹叶15g，苍耳子15g，辛夷15g，薄荷10g（后下）。6剂，水煎服，日1剂。薄荷后下，余诸药洗净后，浸泡30分钟，按常规熬药法煎3次，取汁；制南星足量水先煎1小时，去渣取汁；将二者药液混合，浓缩成三次量约300mL，均分3份，每次口服约100mL。

二诊：2012年7月16日。

症状：经上治疗颈项强，头晕、头皮紧、鼻塞等症状明显改善，其间仍进行高压氧治疗，耳内阻塞感有所减轻，听力未见明显好转。舌质淡苔薄白，脉细。

手法：罗氏镇定点穴法，揉法，擦法，按法。操作同前。

针刺取穴：风池、风府、听宫、听会、下关、翳风、外关、合谷。

操作方法：常规取穴针刺，采用搓捻法行针。

方药：前方去竹叶15g。6剂，煎服法同前。

三诊：2012 年 7 月 23 日。

症状：经治疗，患者颈项强，头皮紧、鼻塞等症状已愈，低头时间长后仍有头晕、双侧风池穴处肌肉较紧，配合高压氧治疗，耳闷、胀、阻塞感明显减轻，听力有所好转。舌质淡苔薄白，脉细。

手法：罗氏镇定点穴法，揉法，擦法，按法。操作同前。

针刺取穴：风池、风府、听宫、听会、下关、翳风、外关、合谷。

操作方法：常规取穴针刺，采用搓捻法行针。

方药：效不更方，继前法。6 剂，煎服法同前。

四诊：2012 年 8 月 1 日。

症状：经治疗后，患者偶尔出现头晕，仍配合高压氧治疗，耳闷、胀、阻塞感大有减轻，夜间出现耳鸣，如蝉叫。舌质淡苔薄白，脉细。

手法：罗氏镇定点穴法，揉法，擦法，按法。操作同前。

针刺取穴：风池、风府、听宫、听会、下关、翳风、外关、合谷。

操作方法：常规取穴针刺，采用搓捻法行针。

方药：在前方基础上石菖蒲加至 20g。6 剂，煎服法同前。

五诊：2012 年 8 月 8 日。

症状：经治疗后，患者头晕，耳闷、胀、阻塞感偶尔出现，夜间间有耳鸣，如蝉叫，沙沙声音较为明显，烦躁。舌质红苔薄白，脉细数。

手法：罗氏镇定点穴法，揉法，擦法，按法。操作同前。

针刺取穴：风池、风府、听宫、听会、下关、翳风、外关、合谷。

操作方法：常规取穴针刺，采用搓捻法行针。

方药：在前方基础上加淡竹叶 15g。6 剂，煎服法同前。

六诊：2012 年 8 月 19 日。

症状：经治疗，患者耳闷、胀、阻塞感出现次数减少，能听到右侧较近的声音但不清楚。舌质红苔薄白，脉细数。

手法：罗氏镇定点穴法，揉法，擦法，按法。操作同前。

针刺取穴：风池、风府、听宫、听会、下关、翳风、外关、合谷。

操作方法：常规取穴针刺，采用搓捻法行针。

方药：前方白蒺藜 15g 易为潼蒺藜 15g。6 剂，煎服法同前。

七诊：2012 年 8 月 26 日。

症状：经治疗，患者能听到右侧较近的声音，较前清楚。舌质红苔薄白，脉细。

手法：罗氏镇定点穴法，揉法，擦法，按法。操作同前。

针刺取穴：风池、风府、听宫、听会、下关、翳风、外关、合谷。

操作方法：常规取穴针刺，采用搓捻法行针。

方药：在前方基础上减苍耳子用量为 10g。6 剂，煎服法同前。

八诊：2012 年 9 月 3 日。

症状：经治疗，患者耳闷、胀、阻塞感已愈，听力改善显著。舌红苔薄白，脉细。

手法：罗氏镇定点穴法，揉法，擦法，按法。操作同前。

针刺取穴：风池、风府、听宫、听会、下关、翳风、外关、合谷。

操作方法：常规取穴针刺，采用搓捻法行针。

方药：继前方前法，煎服法同前。并嘱其购买中成药河车大造丸，口服，开始时每日 1 丸，一星期后每日 3 丸，服 1 个月。

九诊：2012 年 10 月 15 日。

症状：经上述治疗后，患者右耳听力已恢复大半，但不稳定，偶尔会出现耳鸣，双侧听力不平衡，声音定位判断不明显。舌脉同前，病愈大半。

手法：罗氏镇定点穴法，揉法，擦法，按法。操作同前。

针刺取穴：风池、风府、听宫、听会、下关、翳风、外关、合谷。

操作方法：常规取穴针刺，采用搓捻法行针。

方药：继前方前法，煎服法同前。河车大造丸不间断口服，平时多做鸣天鼓等动作，注意休息，不宜过于劳累，注意调节情绪。

【师徒评案】

学生：耳聋为什么从肺治疗？

老师：关于耳与脏腑关系的论述大多认为与耳关系最密切的脏腑是肾，"肾主耳……在窍为耳"，其次则是肝胆。清代王清任在《医林改错》中指出："耳孔内小管通脑管，外有瘀血靠挤管闭，故耳聋。"其认为瘀血也可以致聋。而论及耳与肺之间的关系者则较少。然王冰曰："手太阴肺之脉络会于耳中。"患者由风寒外感引起表卫闭郁，导致肺气宣降失常，气郁津凝，滞塞耳窍。《杂病源流犀烛》曰："肾窍于耳，所以聪听，实因水生于金。盖肺主气，一身之气贯于耳，故能为听。故凡治耳聋必先调气开郁。"《医学入门》亦有"凡治诸聋必先调气开郁"之说。

本案患者因受外感风寒，表卫闭郁，治以《张氏医通》的桂辛散合苍耳子散宣其肺气，开其表郁，升清宣窍。故用麻黄、桂枝、白芷、苍耳子、辛夷发散风寒；麻黄、细辛合木香、蒺藜、薄荷宣肺利气；桂枝合川芎、当归、木通、僵蚕活血通络；制南星、石菖蒲、木通、薄荷燥湿、芳化、渗湿；僵蚕、甘草、细辛、制南星舒缓经脉之急，共奏散寒祛湿、宣通气血之功。

学生：耳聋为什么选听会、外关、翳风等穴？

老师：针刺取听宫、听会、下关、翳风等穴，《针灸甲乙经》言："耳聋听宫主之，手足少阳、手太阳之会。"听会、翳风既位于耳之局部，又分属手足少阳经脉；外关既属少阳经脉，又是八脉交会穴，而少阳经脉均循行于耳，"其支者，从耳后入耳中出走耳前。"诸穴合用可疏通经络，调节耳部经气以开其闭。

【传承心得体会】

耳聋的治疗，多考虑肾肝胆相关，实证责之于肝胆，虚证责之于肾，甚少考虑肺气，然根据中医理论，在生理上耳与肺是相关联的。"十二经脉，三百六十五络，其血气皆上于面而走空窍，其别气走于耳而为听"（《灵枢·邪气脏腑病形》）。《难经》说："肾者，北方水也，水生于申，申者西方金，金者肺，肺主声，故令耳闻声。"明代李梴从肺的主要功能推测了肺与耳的关系，认为"肺主气，一身之气贯于耳，故能听声"。可见耳之听声，非独肾所主，亦与肺相关。《内经》认为手太阴肺经外感与内伤皆可导致耳聋。如"岁火太过，炎暑流行，金肺受邪，民病……耳聋"（《素问·气交变大论》）；"肺病者……虚则少气，不能报息，耳聋嗌干"（《素问·脏气法时论》）。刘完素指出："假令耳聋者肾也，何谓治肺？肺主声。"（《素问病机气宜保命集》）对于外感所致耳聋，朱丹溪指出："耳者，宗脉之所附，脉虚而风邪乘之，风入于耳之脉，使经气痞而不宣，是谓风聋。"（《丹溪心法》）张景岳指出："耳聋总因气闭不通耳。盖凡火邪风邪令气壅，壅则闭也。"（《景岳全书》）耳聋的治疗上应仔细辨证，审症求因，从症因的角度出发治疗疾病。

第十三节　参苓白术散结合腹部推拿治疗慢性腹泻案

患者冯某，男，28岁。2017年3月17日初诊。

主诉：腹泻3年，加重1周。

现病史：3年前开始出现大便次数增多，大便稀溏，尤其进食油腻食物之后明显，并逐渐出现精神怠倦，腹部怕冷，胀满等症状。曾接受中西医治疗，未见效果，近1周明显加重。

刻下症：面色萎黄，神疲倦怠，手足较冷，腹部喜暖，食少，饭后腹胀，稍进油腻则大便次数明显增加，大便溏泄。舌淡苔白滑，脉滑。

西医诊断：胃肠神经官能症。

中医诊断：泄泻（脾胃虚弱证）。

治法：益气健脾，渗湿止泄。

手法：一指禅推法，摩法，擦法，按法，揉法，擦法。

操作方法：

（1）患者取仰卧位。医生以一指禅推法作用于中脘并缓慢向下移至气海、关元穴，往返5～6次。

（2）摩腹部8分钟。

（3）患者取俯卧位。医生以擦法沿脊柱两旁从脾俞到大肠俞治疗，往返3～4次。

（4）按揉脾俞、胃俞、大肠俞、长强穴，每穴1分钟。

（5）小鱼际擦法直擦左侧背部，以透热为度。

针刺取穴：中脘、天枢、气海、关元、脾俞、胃俞、肾俞、大肠俞。

操作方法：常规针刺，平补平泻，留针 30 分钟，10 分钟行针 1 次。

方药：参苓白术散加减。泡参 30g，茯苓 15g，白术 20，陈皮 10g，山药 15g，薏苡仁 15g，砂仁 10g（后下），桔梗 15g，大枣 15g，黄连 4g，广木香 15g，制附片 20g（另包，先煎），炮姜 10g。6 剂，水煎服，日 1 剂。

二诊：2017 年 3 月 23 日。

症状：服上药 1 周，大便夹杂泡沫减少，大便渐成形，饭后腹胀、手足冷等症好转，舌淡苔薄，脉细沉。

手法：一指禅推法，摩法，擦法，按法，揉法，擦法。操作同前。

针刺取穴：中脘、天枢、气海、关元、脾俞、胃俞、肾俞、大肠俞。

操作方法：常规针刺，平补平泻，留针 30 分钟，10 分钟行针 1 次。

方药：参苓白术散加减。党参 30g，茯苓 15g，白术 20g，陈皮 10g，山药 15g，薏苡仁 15g，砂仁 10g（后下），桔梗 15g，大枣 15g，广木香 15g，吴茱萸 10g，炮姜 10g。6 剂，水煎服，日 1 剂。

三诊：2017 年 3 月 29 日。

症状：经服上药后，上述诸症皆缓解，大便未再出现泡沫，成形，食欲变佳，手足较前暖和。嘱其平时注意多运动，增强体质。

【师徒评案】

学生：该患者为何不用四君子汤补益脾胃而用参苓白术散？

老师：参苓白术散为四君子汤加味而成，本为脾胃虚弱而设，方中以山药、莲肉补脾止泻，扁豆、薏苡仁健脾渗湿，此四者与功专补中益气的人参、白术、茯苓、甘草、大枣等配合成方，补脾养胃之力更著。本方用大量补药，对运化机能已经失常的脾胃虚弱患者来说，必须注意虚不受补的可能，故又用砂仁理气行滞，醒脾开胃，以防因补而产生壅滞的弊端。汪讱庵云："砂仁……调气行滞之品也，然合参、术、苓、草暖胃而又能补中。"桔梗载药上行于肺，使气得升降，宣胸快膈。共奏补中益气、渗湿止泻之效。

学生：久虚补者当如何注意中病即止？

老师：本案患者长期腹泻，大便不成形，经常杂黏液泡沫，食欲不佳，饭后易腹胀，手足易冷，舌淡苔白滑，脉滑。证属脾肾阳虚之象，然其脾气虚更明显，"虚则补之"当首选甘淡实脾之参苓白术散加减，"寒者温之"，以制附片、炮姜温其脾肾阳，再合香连丸燥湿行气。寒热并用，双管齐下。

二诊大便渐成形，泡沫减少，去泡参、附片、黄连，加党参、吴茱萸温肝健脾祛湿。三诊见其诸症已愈，宗《内经》："病有久新，方有大小，有毒无毒，故宜常制矣。大毒治病，十去其六；常毒治病，十去其七；小毒治病，十去其八；无毒治病，十去其九，谷肉果菜，食养尽之，无使过之，伤其正也。"故停药，嘱其注重日常生活调理。

【传承心得体会】

泄泻之病，临床多见，因脾胃为后天之本，人食五谷，饮食不洁，如腐坏之食物、未熟之瓜果等，原因虽多，症状一致，均为泻下每日少则两三次，多则数十次，里急后重，或如水样，或多黏液泡沫。该病所治，当益气健脾，渗湿止泄，使腐败者排出体外，未坏者防止再腐。久则脾虚，当健脾益气，脾气盛而能气化水湿，水湿去而大便自干。四君子汤乃健脾益气之良方，后世多以其方加减，疗效甚著。该患者在行手法操作时，与伤科手法有所不同。如一指禅推法等，需要较深指力渗透至肠间，并配合摩法、擦法等温通类手法。

第二章 针推药结合治疗案例

第一节 针灸推拿结合圣愈汤治疗不孕案

患者罗某，女，35岁。2017年11月25日初诊。

主诉：不孕5年。

现病史：患者婚后5年未孕。经医院相关检查，夫妻双方均无影响生育之疾病。平素月经多延后10余天，甚则2个月一行。行经时少量血块，伴腰痛腿软。患者体胖倦怠，畏风寒，易感冒。

刻下症：现月经已延后34天未至。血HCG与尿HCG均为阴性。舌质暗，苔薄白，脉弦细。

西医诊断：不孕不育。

中医诊断：不孕（肾阳不足，血虚夹瘀证）。

治法：温肾壮阳，补血调经。

手法：揉法，摩法，罗氏三指推拨法，罗氏镇定点穴法，擦法。

操作方法：

（1）患者仰卧，术者站于一侧，施用揉法于气海、关元、中极等穴，每穴约1分钟，以得气为度；然后用摩法顺时针方向摩小腹，5~6分钟。

（2）患者俯卧，术者站于一侧，施用罗氏三指推拨法于背部两侧膀胱经，时间3~5分钟；然后用罗氏镇定点穴法于脾俞、肝俞、肾俞、膀胱俞等穴，每穴约 1 分钟，以得气为度。

（3）患者仰卧，术者站于一侧，施用罗氏镇定点穴法于三阴交、太冲、大溪等穴操作，每穴约 1 分钟，以酸胀为度。

（4）患者俯卧，术者站于一侧，横擦腰骶部及八髎穴，以透热为度。

治疗完毕嘱患者休息 2～3 分钟。

针刺取穴：关元、中极、三阴交、肾俞、太溪、照海、肝俞、血海、气海、命门、太冲。

操作方法：关元、中极、气海采用向下斜刺方法，使针感传至会阴部，采用捻转补法；肾俞、命门、肝俞、血海采用捻转配合提插的补法；三阴交、太冲、太溪、照海，采用捻转配合提插的泻法，隔 5 分钟行针 1 次，留针 20 分钟。

方药：圣愈汤加减。黄芪 40g，桂枝 20g，赤芍 15g，当归 15g，生地黄 20g，熟地黄 20g，人参 20g，枸杞子 15g，山茱萸 15g，桑寄生 20g，杜仲 15g，续断 12g，山药 15g，巴戟天 15g，狗脊 15g，白附子 20g（另包，先煎），僵蚕 15g。6 剂，水煎服，日 1 剂。

二诊：2017 年 12 月 2 日。

症状：月经未至，但腰膝酸软较前好转，性生活质量不高，舌质紫暗，苔薄白，脉细弦。

手法：揉法，摩法，罗氏三指推拨法，罗氏镇定点穴法，擦法。操作同前。

针刺取穴：关元、三阴交、肾俞、太溪、照海、肝俞、血海、气海、命门、太冲。操作同前。

方药：圣愈汤加减。黄芪 40g，桂枝 20g，赤芍 15g，当归 15g，生地黄 20g，熟地黄 20g，人参 20g，枸杞子 15g，山茱萸 15g，桑寄生 20g，山药 15g，巴戟天 15g，狗脊 15g，白附子 20g（另包，先煎），僵蚕 15g，淫羊藿 20g，菟丝子 15g。6 剂，水煎服，日 1 剂。

三诊：2017 年 12 月 8 日。

症状：月经仍未至，腰膝酸软症状基本消除，近期感觉小腹及腰部有胀痛感，性生活质量有所提高。舌质紫，苔薄白，脉细滑。

手法：揉法，摩法，罗氏三指推拨法，罗氏镇定点穴法，擦法。操作同前。

针刺取穴：关元、三阴交、肾俞、太溪、照海、肝俞、血海、命门、太冲。操作同前。

方药：圣愈汤加减。黄芪40g，桂枝20g，赤芍15g，当归15g，生地黄20g，熟地黄20g，人参20g，枸杞子15g，山茱萸15g，桑寄生20g，山药15g，巴戟天15g，狗脊15g，白附子20g（另包，先煎），僵蚕15g，淫羊藿20g，补骨脂15g。6剂，水煎服，日1剂。

四诊：2017 年 12 月 15 日。

症状：服用上方2剂后月经来潮，月经量多，伴有紫暗血块，经后腰痛明显，自觉疲乏，四肢酸软。舌质淡，苔白滑，脉沉细无力。

手法：揉法，摩法，罗氏三指推拨法，罗氏镇定点穴法，擦法。操作同前。

针刺取穴：关元、三阴交、肾俞、太溪、照海、肝俞、血海、命门。操作同前。

方药：圣愈汤加减。黄芪40g，桂枝20g，赤芍15g，当归15g，生地黄20g，熟地黄20g，人参20g，枸杞子15g，山茱萸15g，桑寄生20g，山药15g，巴戟天15g，狗脊15g，白附子20g（另包，先煎），僵蚕15g，淫羊藿20g，补骨脂15g，薏苡仁12g，砂仁15g，全蝎15g，制首乌15g，红花6g，海马10g。6剂，水煎服，日1剂。

五诊：2017 年 12 月 21 日。

症状：诉腰部疼痛及四肢酸痛消失，偶有怕冷，性生活质量提高，少寐。舌质淡，苔薄白，脉沉细。

手法：揉法，摩法，罗氏三指推拨法，罗氏镇定点穴法，擦法。操作同前。

针刺取穴：关元、三阴交、肾俞、太溪、照海、肝俞、血海、命门。操作同前。

方药：圣愈汤加减。黄芪40g，桂枝20g，赤芍15g，当归15g，生地黄

20g，熟地黄 20g，人参 20g，枸杞子 15g，山茱萸 15g，桑寄生 20g，山药 15g，巴戟天 15g，狗脊 15g，白附子 20g（另包，先煎），僵蚕 15g，淫羊藿 20g，补骨脂 15g，薏苡仁 12g，砂仁 15g，全蝎 15g，制首乌 15g，红花 6g，海马 10g，鹿角胶 15g，鹿角霜 15g，桑椹 15g，茯神 30g，酸枣仁 20g。6 剂，水煎服，日 1 剂。

患者服药后诸症缓解，半月后未来月经，遂到医院检查，结果提示已经处于妊娠期，遂嘱患者注意调节饮食，节房事。

【师徒评案】

学生：为什么女性不孕的治疗关键是调经？

老师：《妇人规》认为"经调而子嗣"。《类证治裁》认为："经不准，必不受孕"。可见，治疗不孕首重调经，即所谓"调经种子"。故《医学纲目》说："求子之法，莫先调经。"

学生：本例患者的病机是什么？

老师：患者月经延后，伴有腰酸软、恶风寒等气虚、阳虚之象。阳虚多由气虚发展而来，气虚不生血，则经血不足，难以充盛胞宫；阳虚生内寒，则寒性凝滞，经血滞涩难行。此即《圣济总录·妇人无子》所言："所以无子者，冲任不足，肾气虚寒故也。"故此患者病机当属冲任不足，虚寒内生。治疗当温补肝肾以调冲任，益气养血以滋源泉，并辅以温经通络之药。

学生：本例患者整个治疗过程中，组方遣药如何把握？

老师：方用圣愈汤加温肾之品治之。以芪、参、归、地益气养血，以枸杞、山茱萸、桑寄生、杜仲、续断、山药、巴戟天、狗脊、白附子等补肝肾、强腰脊、温冲任，辅以桂枝、赤芍、僵蚕温经通络，如此则源泉足，胞宫暖，胞络通，自然月经顺畅，容易受孕。

二诊患者腰膝酸软较前好转，但性生活质量不高，故在原方基础上加用淫羊藿、菟丝子以温补肾阳。

三诊患者腰膝酸软症状基本消除，近期感觉小腹及腰部有胀痛感，性生活质量有所提高，故换菟丝子改用补骨脂，以补肾壮阳。

四诊患者月经来潮，月经量多，伴有紫暗血块，经后腰痛明显，自觉疲乏，四肢酸软，舌质淡，苔白滑，脉沉细无力。故加用薏苡仁、砂仁、全蝎、制首乌、红花、海马以活血祛瘀、健脾除湿。

五诊患者腰部疼痛及四肢酸痛消失，偶有怕冷，性生活质量提高，少寐，舌质淡，苔薄白，脉沉细。加用鹿角胶、鹿角霜、桑椹、茯神、酸枣仁以滋补肝肾、安神助眠。

【传承心得体会】

圣愈汤方中川芎、当归补血活血，行血中之气；熟地黄、白芍养血滋阴；黄芪、人参大补元气，以气统血。综合全方，以奏益气摄血补血之效。如出血过多，加蒲黄、三七、茜草；瘀血者，加红花、桃仁；腹胀纳呆，加木香、厚朴；饮食欠佳，加砂仁、白蔻仁。本例患者针灸治疗选用关元、中极、气海、命门温补元阳；三阴交、太冲、太溪、照海，疏肝解郁、平木泻水以增强温阳之效；肾俞、命门、肝俞、血海滋补气血，温煦肾阳、养肝护肾。现代药理研究证实，圣愈汤具有兴奋中枢神经系统、促进糖原化生、促进蛋白合成、增强免疫等作用。本例患者老师识病准确，谨守此法，随症变换数药，前后调理2个月左右，终得受孕成胎。

第二节 推拿针刺结合牵正散加味治疗神经根型颈椎病案

患者郭某，男，61岁。2016年6月12日初诊。

主诉：反复颈肩部酸痛3年，加重伴右上肢疼痛、麻木10天。

现病史：3年前患者无明显诱因出现颈肩部僵硬酸痛不适，10天前患者因感受风寒导致症状加重并出现右上肢疼痛，无名指及小指麻木。检查：颈部生理曲度变直，颈部活动受限，C6～T1右侧椎旁压痛，右臂丛神经牵拉试验阳性。颈部MRI示C5～C6、C6～C7椎间盘突出。

刻下症：右上肢疼痛，无名指及小指麻木，纳可，夜眠差，二便调。舌暗，苔薄腻，脉弦细。

西医诊断：神经根型颈椎病。

中医诊断：项痹病（风痰阻络，气滞血瘀证）。

治法：祛风化痰通络，活血化瘀。

手法：揉法，擦法，罗氏三指推拨法，罗氏镇定点穴法，罗氏提捏弹颈法，罗氏定位颈椎扳法，罗氏膀胱经推拿法。

操作方法：

（1）患者取坐位，充分暴露颈项部及肩背肌肉，术者站在其身后，用轻柔的揉法、擦法在患侧颈项及肩部施术 2～3 分钟。擦法操作快结束时，应擦中配合颈项部各方向被动运动数次。

（2）拿捏和揉颈项部，拿颈椎旁开 1.5 寸处的软组织，罗氏三指推拨法推拨放松颈项部紧张肌肉。

（3）罗氏镇定点穴法点揉风池穴 1 分钟，以酸胀感向头顶发散为佳，再点揉太阳、百会、风府、天宗、曲池、合谷等穴，约 3 分钟，以局部酸胀为度。

（4）对斜方肌、肩胛提肌、胸锁乳突肌、头夹肌进行罗氏提捏弹颈法操作；拍打肩背部和上肢部。

（5）术者两前臂尺侧放于患者两肩部并向下用力，双手拇指顶按在风池穴上方，其余四指及手掌托住下颌部，嘱患者身体下沉，术者双手向上用力，前臂与手同时向相反方向用力，把颈牵开，持续 20 秒。

（6）在颈项部仔细触诊，如触及错位小关节，用罗氏定位颈椎扳法对其进行整复。

（7）以罗氏膀胱经推拿法推擦颈项部肌肉，以透热为度。搓揉患肢肌肉，往返 4 次；牵抖上肢 20 次。

治疗完毕嘱患者休息 2～3 分钟。

针刺取穴：风池、大椎、阿是穴、后溪、颈椎夹脊、天宗、列缺、肩井、曲池、合谷。

操作方法：泻法或平补平泻。以上诸穴均行常规针刺。

方药：牵正散加味。白附子 20g（另包，先煎），僵蚕 15g，全蝎 10g，蜈蚣 1 条，灵仙根 20g，白术 20g，黄芪 60g，防风 15g，蔓荆子 20g，羌活

15g，葛根 12g，姜黄 12g，舒筋草 15g，桑枝 20g，牛膝 15g，茯神 30g，酸枣仁 20g，朱砂 0.5g（冲服）。7 剂，水煎服，日 1 剂。

二诊：2016 年 6 月 19 日。

症状：疼痛明显减轻，夜眠安，右上肢仍有麻木。舌稍暗，苔薄白，脉细。

手法：揉法，㨰法，罗氏三指推拨法，罗氏镇定点穴法，罗氏提捏弹颈法。操作同前。

针刺取穴：阿是穴、后溪、颈椎夹脊、天宗、列缺、肩井。

操作方法：平补平泻。以上诸穴均行常规针刺。

方药：牵正散加味。白附子 20g（另包，先煎），僵蚕 15g，全蝎 10g，蜈蚣 1 条，蔓荆子 20g，黄芪 60g，羌活 15g，葛根 20g，灵仙根 20g，姜黄 15g，桑枝 20g，千年健 20g，巴戟天 15g，狗脊 15g，潼蒺藜 20g，茺蔚子 20g。7 剂，水煎服，日 1 剂。

三诊：2016 年 6 月 27 日。

症状：诸症已缓，仅余右上肢偶有麻木。舌红，苔薄白，脉细。

手法：揉法，㨰法，罗氏三指推拨法，罗氏镇定点穴法，罗氏提捏弹颈法。操作同前。

针刺取穴：阿是穴、后溪、颈椎夹脊、天宗、肩井。

操作方法：平补平泻。以上诸穴均行常规针刺。

方药：牵正散加味。白附子 15g（另包，先煎），僵蚕 15g，全蝎 10g，蔓荆子 20g，灵仙根 20g，葛根 12g，桑枝 20g，潼蒺藜 15g，茺蔚子 15g，黄芪 60g，党参 20g，当归 15g，熟地黄 15g，川芎 15g。15 剂，水煎服，日 1 剂。

【师徒评案】

学生：颈椎病患者为什么多有痰湿？

老师：颈椎病多兼有"痰湿入络"之现象，这种病理状态或由肝肾不足或因六淫之邪侵入，或长期体态不正所造成，由于气血失和，运行不畅，导致津液凝积，聚积成痰，痰湿内停阻滞经络，影响气血运行。"不通则痛"，从而引起头枕、颈项、肢体疼痛、麻木等表现。故颈椎病不论虚实，总有气机不利及脉道痰瘀阻滞之现象，因此祛风化痰、疏经通络在颈椎病的治疗中占有重要地位。本病手法治疗总体原则为舒筋活血、解痉止痛、整复错位。

学生：牵正散为何能治疗神经根型颈椎病？

老师：牵正散由白附子、僵蚕、全蝎组成。首先，三者皆治风之专药以行其经。古人谓："头为诸阳之会，唯风可到。"故而三者可将诸药引到头面部，直达病所。颈椎之病，必有经脉气血受阻，气血瘀阻不通，故用三者推动气血津液运行，使气血流畅。其次，三药又具有通利血脉之功，起到解痉止痛的作用；再次，颈椎病日久，肝肾不足，卫阳不固，易为风寒所袭，三药的使用又可使"虚风无复可留"。三药相须为用，祛风、化痰、通络止痛，三药合用，功专力伟，共同起到推陈出新的作用，使络脉瘀去血行，解除本病之疼痛、拘急、麻木的主要症状。这些功能交织在一起，在临床治疗上往往可以取得很好的效果。

学生：针对本患者病情变化的中药加减思路？

老师：二诊患者颈项酸麻痛大为好转，右上肢及手指麻木缓解，夜眠安，原方去白术、防风、牛膝、舒筋草、茯神、酸枣仁、朱砂，加千年健、巴戟天、狗脊、潼蒺藜祛风湿、补肝肾、强筋骨；同时加大葛根、姜黄用量。三诊诸症已缓，仅余右上肢偶有麻木，故去蜈蚣、羌活、姜黄、千年健、巴戟天、狗脊，加党参、当归、熟地黄、川芎，益气补血，使肝肾得滋，筋骨得养，病邪得去，病获痊愈。

【传承心得体会】

牵正散方中白附子（另包，先煎）辛、甘、温，有小毒，归肝、胃经。有燥湿化痰、祛风止痉、解毒散结止痛之效，因其性燥而升，乃风药中之阳草。《本草从新》载："白附子，阳明经药，能引药上行，治面上百疾。"其散而能升，尤善治头面之风。僵蚕咸、辛、平，归肝、肺、胃经，具有祛风定惊、化痰散结之功，辛能驱散风邪，咸能软化痰浊。其性气轻清上走头面，善祛络中之风。其祛风化痰、软坚散结之作用加速了体内代谢产物的顺利排出，改善了微循环，疏通了具有运行气血、联络脏腑肢节、沟通上下内外的

"通路"经络。全蝎辛，平，有毒，归肝经，能祛风止痉，缓急止痛。《成方便读》载："全蝎色青善走者，独入肝经，风气通于肝，为搜风之主药。"全蝎为血肉有情之品，其性善走窜，擅窜筋透骨，对于风湿痹痛，久治不愈者，更有佳效。

并用蜈蚣可加强祛风通络止痛之功效；黄芪、白术补气健脾；牛膝补肝肾，强筋骨，活血通经；羌活、防风祛风解表，胜湿止痛；葛根疗骨痹，解痉通脉，善治项强，并有较强的缓解肌肉痉挛的作用；姜黄外散风寒湿邪、内行气血、通络止痛，舒筋草祛风除湿、舒筋活血；配合灵仙根、桑枝，专于行肢臂而治风寒湿痹肩臂疼痛；蔓荆子利关节，引主药上行颈项、头面部；茯神、酸枣仁、朱砂养心安神。

第三节　推拿针刺结合羌活胜湿汤加减治疗颈型颈椎病案

患者周某，女，45 岁。2013 年 1 月 14 日初诊。
主诉：反复颈项僵痛 1 年，加重伴恶寒 1 天。
现病史：1 天前，因劳累后汗出当风而发病。现症见头项僵痛，以枕部为主，肩背痛不可回顾，恶寒、身重，微咳，纳差，眠可，二便调，舌红苔白，脉浮。
查体：颈椎生理曲度变直，颈椎活动受限，尤以头后仰和旋转为甚，C1 ～ T2 棘旁广泛压痛，臂丛神经牵拉试验阴性，位置性眩晕阴性。X 线示颈椎生理曲度变直，C4 ～ 6 椎体前缘增生，余无异常。
西医诊断：颈型颈椎病。
中医诊断：项痹病（风湿袭表证）。
治法：祛风，胜湿，止痛。
手法：揉法，擦法，罗氏三指推拨法，罗氏镇定点穴法，罗氏提捏弹颈法。
操作方法：

（1）患者取坐位，充分暴露颈项部及肩背肌肉，术者站在身后，用轻柔的揉法、擦法在患侧颈项及肩部施术 2～3 分钟。擦法操作快结束时，应擦中配合颈项部各方向被动运动数次。

（2）拿捏和揉颈项部，拿颈椎旁开 1.5 寸处的软组织，罗氏三指推拨法推拨放松颈项部紧张肌肉。

（3）罗氏镇定点穴法点揉风池穴 1 分钟，以酸胀感向头顶发散为佳，再点揉太阳、百会、风府、天宗、曲池、合谷等穴，约 3 分钟，以局部酸胀为度。

（4）罗氏提捏弹颈法对斜方肌、肩胛提肌、胸锁乳突肌、头夹肌进行提捏弹颈操作；拍打肩背部和上肢部。

（5）术者两前臂尺侧放于患者两肩部并向下用力，双手拇指顶按在风池穴上方，其余四指及手掌托住下颌部，嘱患者身体下沉，术者双手向上用力，前臂与手同时向相反方向用力，把颈牵开，持续 20 秒。

（6）推擦颈项部肌肉，以透热为度。搓揉患肢肌肉，往返 4 次；牵抖上肢 20 次。

治疗完毕嘱患者休息 2～3 分钟。

针刺取穴：风池、大椎、阿是穴、后溪、颈椎夹脊、列缺、肩井、曲池、合谷。

操作方法：泻法或平补平泻。以上诸穴均行常规针刺。

方药：羌活胜湿汤加减。羌活 15g，独活 15g，蔓荆子 15g，防风 15g，藁本 15g，葛根 15g，川芎 10g，建曲 15g，陈皮 10g，桔梗 15g，前胡 15g，浙贝母 15g，甘草 6g。4 剂，水煎服，日 1 剂。

二诊：2013 年 1 月 19 日。

症状：头项僵痛减轻，肩背轻微痛，活动自如，无恶寒，身重，纳眠可，二便调。舌红苔白，脉细。

手法：揉法，擦法，罗氏三指推拨法，罗氏镇定点穴法，罗氏提捏弹颈法。操作同前。

针刺取穴：风池、阿是穴、后溪、颈椎夹脊、列缺、肩井。

操作方法：平补平泻。以上诸穴均行常规针刺。

方药：羌活胜湿汤加减。羌活 15g，独活 15g，蔓荆子 15g，防风 15g，藁本 15g，葛根 15g，川芎 10g，狗脊 15g，潼蒺藜 15g，黄芪 40g，甘草 6g。7 剂，水煎服，日 1 剂。

【师徒评案】

学生：推针药结合治疗风湿袭表型项痹病的思路是什么？

老师：本例患者劳累后汗出当风，风寒湿之邪侵袭肌表，客于太阳经脉，经气流行不畅，闭其毛窍，经脉挛急，故表现为头痛身重、恶寒、肩背疼痛等症。外邪在表，宜从汗解，故以祛风胜湿为法。本病病位主要以手、足太阳经与督脉为主，手法治疗总体原则为舒筋活血、解痉止痛；针刺治疗选局部颈项部、肩背部穴位及远端取穴；诸穴合用具有疏理局部气血、理气止痛的作用。中药内服选用祛风药物为主，有风能胜湿之义。

二诊外感已除，纳可，咳止，故去建曲、陈皮、桔梗、前胡、浙贝母，加狗脊、潼蒺藜补益肝肾，黄芪补气益卫固表，以善其后。

【传承心得体会】

风寒痹阻者，可配合风门、风府祛风通络。肝肾亏虚者，可配合肝俞、肾俞、足三里补肝肾，养筋骨。头晕、头痛明显者，加用百会、风池、太阳、内关祛风醒脑。

羌活胜湿汤祛风、胜湿、止痛，为治风湿在表之痹证专方，羌活、独活皆为辛苦温燥之品，其辛散祛风，味苦燥湿，性温散寒，故皆可祛风除湿、通利关节。其中羌活善行气分，疏而不敛，升而不沉，善祛上部风湿，尤以肩背肢节疼痛为其擅长；独活性善下行除下部风湿，散在里之伏风及寒湿而止痹痛。两药相合，能散一身上下之风湿，通利关节而止痹痛。蔓荆子祛风止痛；防风、藁本散太阳经风寒湿邪且止疼痛；葛根发散解肌止痛；川芎祛风止痛，活血行气；建曲消食和胃；陈皮理气健脾；桔梗、前胡、浙贝母开肺化痰止咳；甘草调和诸药。综合全方，以辛苦温散之品为主组方，共奏祛风胜湿之效，使客于肌表之风湿随汗而解。

第四节　针刺推拿结合独活寄生汤治疗慢性腰肌劳损案

患者贾某，男，40 岁。2013 年 6 月 20 日。

主诉：反复腰部酸胀痛 6 月余。

现病史：6 月余前劳累后出现腰部酸胀不适，症状夜间明显，每于劳累及受凉后症状加重，卧床休息及自行热敷可缓解。

刻下症：腰部酸、胀、痛，夜间痛甚，影响睡眠，劳累、受凉后症状加重，休息、热敷后可稍缓解，平素畏寒。舌质淡，苔白，脉沉细。

西医诊断：慢性腰肌劳损。

中医诊断：腰痛病（寒湿阻滞证）。

治法：散寒除湿，温经通络。

手法：攘法，罗氏三指推拨法，弹拨法，镇静点穴法，定位斜扳法，搓擦法。

操作方法：患者取俯卧位，首先采用攘法沿竖脊肌自上而下放松肌肉，操作 5 分钟；然后采用并指推拨法在垂直竖脊肌自上而下推拨 3 分钟；继采用弹拨法弹拨紧张竖脊肌 2 ～ 3 次；再采用镇静点穴法点按阿是穴、肾俞、腰阳关、秩边穴、委中穴，每穴操作约半分钟；操作完毕后采用定位斜扳法，纠正小关节；最后分别沿竖脊肌采用攘法，横擦腰骶部。

针刺取穴：阿是穴、腰阳关、肾俞、委中、秩边、八髎穴。

操作方法：此处重点介绍八髎穴针刺方法，余穴针刺按常规针刺操作，行针手法中采用搓捻法激发经气，增强针感。

（1）取穴方法：患者取俯卧位，双下肢稍分开，充分暴露并放松患者腰骶部肌肉，先定髂嵴、髂后上棘、骶角等体表标志，再根据骶后孔解剖位置"揣""切"取穴，即先在髂后上棘与后正中线之间，距后正中线 2.5cm 左右探寻第 1 骶后孔凹陷取上髎穴，骶管裂孔顶点旁约 1cm、第 4 骶后孔凹陷取下髎，再以相同的方法在上、下髎穴之间取次髎（第 2 骶骨棘突下旁开约

2cm 范围用指尖仔细探找第 2 骶后孔凹陷）、中髎（骶髂关节内下方触寻第 3 骶后孔凹陷），诸穴连线整体呈"倒八字"型，按压有酸胀感，爪切定穴。

（2）进针方法：皮肤常规消毒后，选取长 60 ～ 75mm 针灸针朝腰骶以 15°～ 45°角（与腰骶尾部皮肤成角），上、下髎穴约为 15°，次髎穴约为 30°，中髎穴约为 45°，由下向上依次针入各穴 40 ～ 60mm，甚者达 70mm，针体刚进入孔道时有艰涩难入感，进入骶后孔中可觉有"落空感"，此时患者可有明显针感，如疼痛、酸胀或诉有触电感向阴道、腹股沟、肛门、下肢传导等。如果觉针体坚硬难入或向下刺入时觉针体有上弹之感则针体可能刺入骨面，此时宜调整针向，否则易造成弯针。

（3）行针手法：捻法，此手法与传统捻法相比，幅度及频率均有所加强，故其催气、行气作用较强，出针时行该法可保留针感。针刺得气后以押手手指撑展开穴旁皮肤，刺手拇指、示指左右来回交替、均匀旋转捻动针柄（可配合小幅度的提插），根据患者体质、针刺敏感度及症状决定捻转幅度及频率。轻刺激手法捻转幅度 180°，60 ～ 80 次 / 分；中刺激手法捻转幅度 180°～ 240°，80 ～ 120 次 / 分；重刺激先手法捻转幅度 240°～ 360°，120 ～ 160 次 / 分。为进一步使"气至病所"，可配合摄法、循法，即手指沿着穴位所属经络向"病所"敲击、点揉、按压，重点在关节旁操作以助"通关过节"，待术者指下觉"滞涩沉紧感"，患者觉针感已传至病所，即行搓法以激发经气，本法对针感不显者尤宜。搓法，此法与"滞针术"相似，但又有所区别，其"滞针"强度视患者病情而"量化"，具有激发经气、促使气至病所的显著作用，且具有守气、诱发温凉的效果。待行针"气至病所"，术者以刺手拇指向左（或右），示指向右（或左），徐徐将针柄单向搓转至出现"滞针"止。根据患者病情、体质、耐受度选择搓针强度。轻度，捻转周数少（1 ～ 2 周），针下稍沉紧，患者觉针下轻度酸重胀麻感，向四周扩散范围小，适应于体质弱、耐受差的虚证患者；重度，捻转周数多（3 周或以上），针下沉紧感明显，患者觉针下明显酸重胀麻感，向四周扩散范围大，适应于形体壮实、耐受强的实证患者，中度，介于轻度与重度两者之间。

方药：独活寄生汤加减。制川乌 10g（另包，先煎），制草乌 10g（另包，先煎），独活 15g，桑寄生 15g，秦艽 15g，防风 15g，杜仲 15g，续断 10g，牛膝 15g，狗脊 15g，乳香 5g，没药 5g，水蛭 5g，甘草 10g。4 剂，水煎服，日 1 剂。制川乌、制草乌足量水先煎 1 小时，去渣取汁；余诸药洗净后，浸泡 30 分钟，按常规熬药法煎 3 次，取汁；将二者药液混合，浓缩成 3 次量约 300mL，均分 3 份，每次口服约 100mL。

二诊：2013 年 6 月 25 日。

症状：腰部酸、胀、痛较前明显减轻，以胀痛、肌肉紧束感为主，畏寒较前好转，劳累后症状仍较明显。舌质淡红，苔薄白，脉沉细。

方药：独活寄生汤加减。制川乌 10g（另包，先煎），制草乌 10g（另包，先煎），独活 15g，桑寄生 15g，秦艽 15g，防风 15g，杜仲 15g，续断 10g，牛膝 15g，狗脊 15g，乳香 5g，没药 5g，水蛭 5g，甘草 10g，白附子 15g（另包，先煎），全蝎 5g，白僵蚕 15g。4 剂，水煎服，日 1 剂。制川乌、制草乌足量水先煎 1 小时，去渣取汁；余诸药洗净后，浸泡 30 分钟，按常规熬药法煎 3 次，取汁；将二者药液混合，浓缩成 3 次量约 300mL，均分 3 份，每次口服约 100mL。

三诊：2013 年 6 月 30 日。

患者症状已然消失。脾主肌肉，投以补中益气丸以巩固疗效。

【师徒评案】

学生：慢性腰肌劳损怎么进行八纲辨证？

老师：慢性腰肌劳损的病机为肾虚为本，寒湿为标，瘀血纵贯整个病程。伤寒冒湿，寒湿之邪内侵，痹阻腰间，使腰部经络不通，气血不畅，故发腰痛。寒湿内凝，气血凝滞；或跌仆损伤未能及时救治，血溢脉外为瘀；或劳力强作，损伤腰部络脉，瘀血内生，瘀阻经络，腰间经气不舒，故见腰痛。"肾为腰之府"，肾虚则腰府失养，经络不充，故见腰痛。

学生：腰痛为什么选八髎穴治疗？

老师：《素问·骨空论》云："腰痛不可以转摇，急引阴卵，刺八髎与痛上。"《针灸大成》言："八髎总治腰痛。"《针灸甲乙经》载："腰痛浃浃，不可以俯仰，腰以下至足不仁，入脊腰背寒，次髎主之。"现代研究表明，在八髎穴处针刺推拿可以使腰背部的骶棘肌、腰大肌、髂腰肌等保护性肌紧张得到缓解，进而纠正由于腰骶肌力不等造成的关节紊乱；同时改善局部血液循环，促进代谢产物、炎性介质的吸收，减轻局部组织水肿，而缓解腰骶部的疼痛不适；当针刺达深部时可直接给予骶神经丛良性刺激而促进神经反射调节以发挥相应的疗效，消除神经根内水肿，促进神经损伤的修复而改善坐骨神经受刺激引起的下肢放射、麻木不适感。

学生：行针手法有多种，为什么选择搓法与捻法？

老师：搓针、捻针使局部及膀胱经循行部皮温升高而驱寒止痛；搓法行针除可激发经气、加强针感、促使气至病所外，亦可以产生温热效果，缓解肌紧张而改善局部循环，且有松解组织粘连、消除局部无菌性炎性水肿、减轻神经根周围炎性反应的作用。

【传承心得体会】

《素问·脉要精微论》曰："腰者肾之府，转摇不能，肾将惫矣。肾脉搏坚而长，其色黄而赤者，当病折腰。"《素问·骨空论》："督脉为病，脊强反折。腰痛不可以转摇，急引阴卵，刺八髎与痛上，八髎在腰尻分间。"腰痛以肾虚为本，然多夹杂寒热虚实之症，故而在补肾的同时要注重驱邪补虚；手法运用上讲究手法的层次感，解痉与温热手法套用；《张氏医通·脊痛脊强》云："有肾气不循故道，气逆而上，致脊背痛，沉香、肉桂、茯苓、牛膝、茴香、川椒。""观书对弈久坐而致脊背痛者，补中益气汤加羌（活）、防（风）。"脾主肌肉，故而可采用补中益气丸巩固疗效。除此，患者应加强腰背部肌肉功能锻炼，如传统易筋经等，平素应注意防寒保暖。

第五节　针刺推拿结合圣愈汤治疗强直性脊柱炎案

患者赵某，男，25 岁。2019 年 6 月 6 日初诊。

主诉：反复腰骶部酸胀疼痛 2 年余，加重 1 周。

现病史：2 年多前因雨天劳作，淋雨感冒后诱发腰背部疼痛，服用解热镇痛西药治疗后病情有所缓解，此后每逢阴雨天气则腰骶部酸胀疼痛，遂至四川省人民医院风湿免疫科就诊，明确诊断为强直性脊柱炎，患者长期自服小剂量免疫抑制剂治疗，但病情时有反复。此次就诊前1周，因劳累，右侧腰骶部疼痛加重，前来就诊。

刻下症：腰骶部酸胀疼痛，以右侧为甚，劳累、受寒后加重，夜间加重，纳可，眠差，二便可。舌质红，苔少，脉沉细。

西医诊断：强直性脊柱炎。

中医诊断：脊痹病（气血亏虚证）。

治法：益气养血，补益筋骨，兼以温经通络。

手法：揉法，擦法，罗氏三指推拨法，罗氏镇定点穴法，擦法。

操作方法：

（1）患者俯卧，术者站于一侧，在患者脊柱两侧膀胱经自上而下施擦法、揉法往返治疗2～3分钟；点按膀胱经俞穴及夹脊穴2～3次；采用罗氏三指推拨法弹拨脊柱两侧骶棘肌；两手掌重叠自上而下有节律地按压脊柱胸背、腰骶、骶髂等处反复3～5次，然后一手掌按住腰骶部，另一手托扶一侧大腿，使其后伸，双手同时相反方向完成腰骶、骶髂及髋关节的被动后伸，还可做髋关节的外展、外旋及内旋运动；罗氏镇定点穴法点按环跳、秩边、居髎等穴；肘平推脊柱（自上而下）两侧夹脊3～5次；掌直擦背部督脉及膀胱经，横擦腰骶部，以透热为度。

（2）患者仰卧，术者施擦法、揉法于髋关节及大腿根部2～3分钟；拿揉大腿肌肉；髋关节被动屈伸、外展、外旋运动；两侧分别按揉髀关、阳陵泉、风市、足三里、绝骨等穴。每穴1～2分钟。

（3）患者取坐位，两手指交叉屈肘抱于后脑枕部，术者站于背后，以膝部抵住患者胸段脊柱，双手握住患者两肘，做向后牵引及向前俯的扩胸俯仰动作，反复数次。

针刺取穴：腰夹脊（L3～5）、次髎、中髎、环跳、阿是穴（臀大肌内侧）。

操作方法：泻法或平补平泻。以上诸穴均行常规针刺。

方药：圣愈汤加减。当归 20g，赤芍 20g，川芎 15g，熟地黄 20g，秦艽 20g，怀牛膝 15g，生黄芪 40g，桂枝 20g，姜黄 15g，白附子 20g（另包，先煎），僵蚕 15g，蜈蚣 1 条，海桐皮 15g，威灵仙 20g，松节 10g，桑枝 20g，茯神 20g，酸枣仁 20g。6 剂，水煎服，日 1 剂。

二诊：2019 年 6 月 12 日。

症状：腰骶部酸胀疼痛较前改善，夜间疼痛减轻，纳可，眠尚可，二便可。舌质红，苔少，脉沉细。

手法：揉法，擦法，罗氏三指推拨法，罗氏镇定点穴法，罗氏膀胱经推拿法，罗氏太阳通络击法，扳法，擦法。操作同前。

针刺取穴：腰夹脊（L3 ～ 5）、次髎、中髎、环跳、阿是穴（臀大肌内侧）。

操作方法：泻法或平补平泻。以上诸穴均行常规针刺。

方药：圣愈汤加减。当归 20g，赤芍 20g，川芎 15g，熟地黄 20g，秦艽 20g，怀牛膝 15g，生黄芪 40g，桂枝 20g，姜黄 15g，白附子 20g（另包，先煎），僵蚕 15g，蜈蚣 1 条，海桐皮 15g，威灵仙 20g，松节 10g，桑枝 20g。6 剂，水煎服，日 1 剂。

三诊：2019 年 6 月 18 日。

症状：腰骶部酸胀疼痛较前改善明显，夜间疼痛减轻，纳眠可，二便可。舌质淡红，苔薄白，脉弦细。

手法：揉法，擦法，罗氏三指推拨法，罗氏镇定点穴法，罗氏膀胱经推拿法，罗氏太阳通络击法，扳法，擦法。操作同前。

针刺取穴：腰夹脊（L3 ～ 5）、次髎、中髎、环跳、阿是穴（臀大肌内侧）。

操作方法：泻法或平补平泻。以上诸穴均行常规针刺。

方药：圣愈汤加减。当归 20g，赤芍 20g，川芎 15g，熟地黄 20g，秦艽 20g，怀牛膝 15g，生黄芪 40g，桂枝 20g，姜黄 15g，白附子 20g（另包，先煎），僵蚕 15g，蜈蚣 1 条，海桐皮 15g，威灵仙 20g，松节 10g。6 剂，水煎服，日 1 剂。

【师徒评案】

学生： 强直性脊柱炎的病因是什么？

老师： 强直性脊柱炎属风湿病范畴。该病病因尚不明确，以脊柱为主要病变部位的慢性病，累及骶髂关节，引起脊柱强直和纤维化，造成不同程度肌肉、骨骼病变，属自身免疫性疾病，青少年多发。

学生： 圣愈汤为什么可以用于治疗强直性脊柱炎？

老师： 圣愈汤方是在四物汤的基础上加用党参、黄芪而成，适用于气血两虚之证。方中党参、黄芪大补元气；当归、川芎、熟地黄、白芍补血滋阴和血诸药合用，共奏补气养血之功，气旺则血自生，血旺则气有所附。本例患者素体虚弱，外感寒湿之邪，本虚标实，治宜攻补兼施，以补为主。党参在原方中与黄芪配伍大补元气，但用于此处则稍显平和，加之此患者兼有外感寒湿之邪，过分补益脾肺之气，恐有"闭门留寇"之虞，故果断去之。姜黄温经止痛，秦艽祛湿通络，怀牛膝逐瘀除痹，白附子、僵蚕祛风通络，加以蜈蚣则止痉之力倍增，海桐皮合威灵仙、桑枝祛风除湿之功更盛，最后辅以松节舒筋通络，取义"以节治节"。茯神、酸枣仁安神助眠。全方重在温补，兼以祛邪，治病求本，因而疗效卓著。

【传承心得体会】

《素问》有言："正气存内，邪不可干"，"邪之所凑，其气必虚"。感受邪气发病除外邪致病之力强劲这一单纯因素外，正气强盛与否才是发病的关键，罗老师认为凡感受外邪发病多属于"虚实兼夹"，扶正祛邪不可偏废！而对于现代医学认为的免疫系统疾病，罗老师认为与先后天正气不足有着密不可分的联系，因而在此类疾病的中医治疗中，对于正气的扶助意义重大。

本病的治疗目的在于控制炎症，减轻或缓解症状，维持正常姿势和最佳功能位置，防止畸形。教育患者和家属，使其了解疾病的性质、大致病程，以增强抗病的信心和耐心，取得他们的理解和密切配合。

第六节　针灸推拿联合蠲痹汤合右归丸治疗腰椎椎管狭窄案

患者周某，男，44岁。2020年5月7日初诊。

主诉：腰部疼痛1年余，加重伴左下肢麻木疼痛1月余。

现病史：患者1年多前久坐劳累后出现腰部疼痛伴左下肢放射痛，伴腰部活动受限，于成都某医院住院，诊断为腰椎椎管狭窄，予以输液、理疗（具体不详）等治疗后，上述症状减轻。其后患者劳累后偶感腰骶部胀痛，休息后减轻。1个多月前患者久坐劳累后再次出现腰部疼痛伴左下肢放射痛，伴腰部活动受限，时感左侧小腿后外侧麻木，于四川省某医院予以药物外敷、理疗等治疗后症状无明显好转。遂来我院就诊，以腰椎椎管狭窄收入住院。

刻下症：腰部疼痛，伴左下肢麻木痛，腰膝酸软，纳可，疼痛致睡眠较差，二便调。舌淡苔白，脉弦细。

西医诊断：腰椎椎管狭窄。

中医诊断：腰痛病（肝肾亏虚证）。

治法：补益肝肾，强筋健骨。

手法：㨰法，揉法，罗氏三指推拨法，罗氏镇定点穴法，罗氏震颤松腰法。

操作方法：

（1）患者取俯卧位，沿患者腰背部两侧竖脊肌及臀部、下肢运用揉法、㨰法上下往返操作，以放松局部肌肉。

（2）罗氏三指推拨法：指掌部自然伸直，右手食指、中指、无名指并拢，其螺纹面自然贴附在体表，左手食指、中指、无名指重叠于右手三指上，双手腕关节微屈，通过前臂向前斜下方的主动施力，使重叠的三指向指端方向做单方向直线推动。运用此手法放松腰部两侧肌肉。

（3）罗氏镇定点穴法：拇指镇定点穴以拇指末端指间关节弯曲约成90°，另外四个手指和手掌扶在所点部位旁；中指镇定点穴以中指末端指间关节弯曲约成90°，或者近节指间关节屈曲。由轻到重逐渐加压，垂直用力，固定不移，以"得气"或患者耐受为度。操作时术者沉肩，肘关节伸直或屈曲，腕部伸直，当点穴至酸、麻、胀时稍保留压力片刻，最后再缓慢减轻压力。运用此法依次点按肾俞、大肠俞、委中、承山穴、环跳等穴。

（4）罗氏震颤松腰法：患者取仰卧位，术者双手交叉，掌根部着力于受术者腰部脊柱上，双手向下按压，意念集中于掌根，靠双上肢前臂、上臂肌肉强烈地振动收缩，使手臂发出快速而强烈的震颤，使振动波通过掌根传递至受术部位。频率每分钟300次左右。

针刺取穴：肾俞、气海俞、大肠俞、八髎、委中、承山、阿是穴、环跳、居髎。

操作方法：常规针刺，泻法或平补平泻。

方药：蠲痹汤合右归丸加减。山茱萸15g，生黄芪30g，当归10g，鸡血藤30g，狗脊30g，乌梢蛇10g，土鳖虫10g，生地黄15g，牛膝15g，川续断15g，白术20g，杜仲20g，薏苡仁20g，乳香5g，没药5g，川楝子15g。6剂，水煎服，日1剂。

二诊：2020年5月14日。

症状：腰部疼痛减轻，活动受限好转，偶感左下肢麻木痛，腰膝酸软，纳眠可，二便调。舌淡苔白，脉弦细。

手法：滚法，揉法，罗氏三指推拨法，罗氏镇定点穴法，罗氏震颤松腰法。

操作方法：操作同前。

针刺取穴：肾俞、气海俞、大肠俞、八髎、委中、承山、阿是穴、环跳、居髎。

操作方法：常规针刺，泻法或平补平泻。以上诸穴均行常规针刺。

方药：蠲痹汤合右归丸加减。山茱萸15g，生黄芪30g，当归10g，鸡血藤 30g，狗脊 30g，乌梢蛇 10g，土鳖虫 10g，生地黄 15g，牛膝 15g，川续断 15g，白术 20g，杜仲 20g，薏苡仁 20g，豆蔻 15g，茯苓 20g。10 剂，水煎服，日 1 剂。

三诊：2020 年 5 月 25 日。

症状：腰部疼痛及左下肢麻木痛基本消失，腰部活动自如，纳眠可，二便调。舌淡苔白，脉弦细。

手法：㨰法，揉法，罗氏三指推拨法，罗氏镇定点穴法，罗氏震颤松腰法。操作同前。

针刺取穴：肾俞、气海俞、大肠俞、八髎、委中、承山、阿是穴、环跳、居髎。

操作方法：常规针刺，泻法或平补平泻。

方药：蠲痹汤合右归丸加减。山茱萸 15g，生黄芪 30g，当归 10g，鸡血藤 30g，狗脊 30g，乌梢蛇 10g，土鳖虫 10g，生地黄 15g，牛膝 15g，川续断 15g，白术 20g，杜仲 20g，薏苡仁 20g，豆蔻 15g，茯苓 20g，巴戟天 15g，鹿衔草 15g。14 剂，水煎服，日 1 剂。

【师徒评案】

学生：中医中药治疗骨伤疾病辨证论治有哪些需要注意的？

老师：在对骨伤疾病进行辨证论治时，需谨记：一，外病经络筋骨者，其内必有五脏分候；二，营卫之所行止结聚则筋肉之所痛胀；三，伤科疾病内必调气血以正本，外必卫藩篱以御邪，尤为重视筋伤疾病外候与内因之联系。筋伤虽是外证，时刻莫忘内伤。

学生：腰椎椎管狭窄属于中医什么疾病？如何辨证？

老师：腰椎椎管狭窄属中医腰痛、痹证范围，风、寒、湿、伤、瘀是致病的外因，肝肾久虚久损，骨骼筋脉失养，则是致病之内因。久病肾脏虚损及经脉气血运行不畅，而致脉络阻滞，血瘀滞留于腰部而发生疼痛。此腰痛为虚实夹杂，肾虚为其本，气滞血瘀为其标。故处方时需补肝肾以治其本，行气活血以治其标。

【传承心得体会】

腰痛的治疗关键是首先辨明病因、病机，更要辨清病位。辨证辨病相结合，治经治脏相结合。对于腰痛患者，可针、推、药并用以增强疗效；对于腰痛日久，尤需注意补益肝肾。骨伤疾病用药易伤及脾胃，且脾胃为后天之本，故处方用药时需时刻牢记顾护脾胃之功能。

第七节　针灸推拿结合独活寄生汤治疗第三腰椎横突综合征案

患者黄某，男，38 岁。2019 年 10 月 14 日。

主诉：反复腰痛半年。

现病史：患者长期伏案工作，半年前开始出现腰部酸胀疼痛，久坐或弯腰负重受累后加重，四肢末端发凉，纳可眠差，大便稀。

刻下症：腰部两侧隐隐酸胀痛，四肢末端发凉，纳可眠差，大便偏稀，小便可。舌红苔薄白，脉弦细。

西医诊断：第三腰椎横突综合征。

中医诊断：腰痛病（肝肾不足证）。

治法：补益肝肾，通络止痛。

手法：选用罗氏膀胱经推拿法，点压弹拨法，腰部斜扳法，横擦肾俞命门法。

操作方法：

（1）罗氏膀胱经推拿法：沿患者腰背部两侧竖脊肌及膀胱经，用轻柔的摩法、掌根揉法上下往返操作 5 次，频率 100 次 / 分。用较重刺激的擦法沿脊柱两侧竖脊肌上下往返治疗 5 次，频率 120 次 / 分。

（2）点压弹拨法：自上而下大面积广泛地轻柔弹拨腰背部两侧膀胱经，弹拨频率 80 次 / 分，往返操作 3 次，然后重点点压弹拨第三腰椎横突筋结 3

分钟，以使肌肉痉挛明显减轻为度。

（3）腰部斜扳法：患者取侧卧位，健侧下肢伸直在下，患侧下肢屈曲在上，健侧上肢置于胸前，患侧上肢置于身后。施术者站在受术者腹侧，一手或肘部扶按于其肩前部，另一手或肘扶按于患者的髂臀部。施术者两手或两肘协调用力，先使其腰部做小幅度扭转活动，即扶按于肩部和髂臀部的手或肘同时用较小的力量向下按压，使肩部向背侧、臀部向腹侧转动，压后即松，使腰部形成小幅度的扭转而放松。待腰部完全放松后，再使腰部扭转至有明显阻力时，略停片刻，然后施以"巧力寸劲"做快速、有控制的扳动，可听到轻微弹响声。

（4）横擦肾俞命门法：横擦肾俞命门穴 2 分钟，频率 200 次 / 分，均以透热为度，切忌用力过猛，避免擦伤皮肤。

针刺取穴：双侧肾俞、气海俞、大肠俞、委中、阿是穴。

操作方法：直刺 1 寸，肾俞、气海俞采用补法，大肠俞、委中、阿是穴平补平泻，上述穴位均需得气，留针 25 分钟左右。

方药：独活寄生汤加减。独活 15g，桑寄生 15g，秦艽 20g，防风 15g，细辛 6g，当归 15g，川芎 15g，熟地黄 20g，赤芍 15g，桂枝 20g，茯苓 15g，杜仲 20g，川牛膝 15g，党参 20g，海桐皮 15g，乌梢蛇 15g，五灵脂 20g。7 剂，水煎服，2 日 1 剂。

二诊：2019 年 10 月 28 日。

症状：腰部疼痛明显减轻，夜眠安，胃纳稍差，其他不适症状均消失。舌淡红，苔薄，脉沉细。

手法：选用罗氏膀胱经推拿法，点压弹拨法，腰部斜扳法，横擦肾俞命门法。操作同前。

针刺取穴：双侧肾俞、气海俞、大肠俞、委中、阿是穴。

操作方法：直刺 1 寸，肾俞、气海俞采用补法，大肠俞、委中、阿是穴平补平泻，上述穴位均需得气，留针 25 分钟左右。

方药：独活寄生汤加减。独活 15g，桑寄生 15g，秦艽 15g，防风 15g，怀牛膝 15g，杜仲 15g，川芎 15g，当归 20g，熟地黄 20g，赤芍 15g，桂枝 20g，茯苓 15g，党参 20g，骨碎补 20g，海桐皮 15g，隔山撬 15g。7 剂，水煎服，日 1 剂。

后患者未来复诊，电话回访患者诉腰痛症状全消，无明显不适，嘱患者避免不良坐姿及腰部过度受累，加强腰背部肌肉锻炼。

【师徒评案】

学生：本病案的用方思路是什么？

老师：本案辨证为肝肾不足，寒湿阻络。方选独活寄生汤加减，方中独活、细辛能入足少阴肾经，温通血脉，配合秦艽、防风疏通经络，升发阳气而祛风邪。桑寄生益气血而祛风湿，配合杜仲、牛膝强筋骨补肝肾。熟地黄、当归、赤芍、川芎活血养血。党参、桂枝、茯苓、甘草益气补阳，海桐皮、乌梢蛇、五灵脂祛湿通络，活血止痛。二诊患者症状减轻，腰痛症状稍减，纳稍差，夜眠安，故去细辛、乌梢蛇、五灵脂，加骨碎补、隔山撬加强补益肝肾，强壮筋骨，兼顾消食和胃以善其后，故获痊愈。

学生：如何选择针推治疗方案呢？

老师：针刺选用双侧肾俞、气海俞，用补法以补益肝肾，大肠俞、委中、阿是穴，采用泻法以通络。古云："经之所过，主治所及。"罗氏膀胱经推拿法可以疏利腰背膀胱经气血；腰部点压弹拨法松解粘连，活血通络；腰部斜扳法滑利关节，正脊顺筋；"腰为肾之府"，横擦肾俞命门法培肾固本，强腰壮骨。

【传承心得体会】

中医大多将第三腰椎横突综合征归入"腰痛"范畴。腰为肾之府，乃肾之精气所溉之域。肾与膀胱相表里，足太阳经过之。此外，任、督、冲、带诸脉，亦布其间，故内伤则不外肾虚。而外感风寒湿热诸邪，以湿性黏滞，湿流下，最易痹着腰部，所以外感总离不开湿邪为患。内外二因，相互影响，如《杂病源流犀烛·腰脐病源流》指出："腰痛，精气虚而邪客病也……肾虚其本也，风寒湿热痰饮，气滞血瘀闪挫其标也，或从标，或从本，贵无失其宜而已。"说明肾虚是发病关键所在，风寒湿热痹阻不行，常因肾虚而客，否则虽感外邪，亦不致出现腰痛。至于劳力扭伤，则和瘀血有关，临床上亦不少见。本案属肝肾亏虚，外感风湿之邪，虚实夹杂，正虚邪恋，迁延不愈。罗老采用独活寄生汤加减，补益肝肾以扶正，祛风除湿以祛邪，针刺选穴操作和推拿手法亦遵循"标本同治，扶正祛邪"的原则，针推药"法不同而旨相同"，合而用之，缩时增效。

第八节　针灸推拿联合宣痹汤治疗类风湿性关节炎案

患者董某，男，62 岁。2011 年 7 月 21 日初诊。

主诉：反复小关节僵硬、疼痛 3 年，加重 2 周。

现病史：患者 2008 年夏因汗出后贪凉，出现双手手指僵硬、疼痛，并逐渐加重至全身关节疼痛，连及筋肉胀痛、灼痛。曾在外院检查，诊断为类风湿性关节炎，应用布洛芬等解热镇痛药治疗，症状有所减轻。2 周前因受寒症状再次加重。查体：双手指间关节强直、呈梭形改变，以食指为甚。实验室检查：类风湿因子 410 单位；血沉 45mm/h。

刻下症：双手指关节胀痛，晨僵 1 小时，活动不灵活，恶寒，遇寒加重，口渴喜冷饮，大便质干，3 日一行，小便黄，量少。舌暗红，苔黄腻，脉滑数。

西医诊断：类风湿性关节炎。

中医诊断：痹病（肝肾亏虚，瘀热互结证）。

治法：清热祛湿，活血通络止痛。

手法：推法，揉法，掐法，按法，摇法，搓法。

操作方法：患者取仰卧或坐位，先用一指禅推法作用于受累关节，然后捻揉指间关节，继而掐按四缝、劳宫、合谷等穴，后屈伸、摇、拔伸各受累关节，最后搓热关节周围。

针刺取穴：肾俞、劳宫、合谷、八风等。

操作方法：受累关节周围及八风穴可采用斜刺，其余诸穴直刺。

方药：宣痹汤加减。防己 15g，滑石 20g（另包，先煎），连翘 15g，栀子 10g，薏苡仁 15g，法半夏 10g，晚蚕沙 10g，姜黄 10g，海桐皮 15g，伸筋草 15g，寻骨风 15g，虎杖 30g，青风藤 20g，白附子 20g（另包，先煎），僵蚕 15g。6 剂，水煎服，日 1 剂。

二诊：2011 年 7 月 27 日。

症状：关节疼痛好转，僵硬改善，活动仍不灵活，二便调。舌暗红，苔薄黄，脉弦滑。

手法：推法，揉法，掐法，按法，摇法，搓法。操作同前。

针刺取穴：肾俞、劳宫、合谷、八风等。

操作方法：受累关节周围及八风穴可采用斜刺，其余诸穴直刺。

方药：宣痹汤加减。防己 15g，薏苡仁 15g，法半夏 10g，晚蚕沙 10g，姜黄 10g，海桐皮 15g，伸筋草 15g，寻骨风 15g，虎杖 30g，青风藤 20g，白附子 20g（另包，先煎），僵蚕 15g，独活 15g，杜仲 20g，鸡血藤 20g。14 剂，水煎服，日 1 剂。

三诊：2011 年 8 月 15 日。

症状：关节活动时仍有疼痛，肿胀已除，晨僵不明显。舌暗红，苔薄白，脉细。

手法：推法，揉法，掐法，按法，摇法，搓法。操作同前。

针刺取穴：肾俞、劳宫、合谷、八风等。

操作方法：受累关节周围及八风穴可采用斜刺，其余诸穴直刺。

方药：宣痹汤加减。薏苡仁 15g，晚蚕沙 10g，姜黄 10g，海桐皮 15g，伸筋草 15g，寻骨风 15g，青风藤 20g，白附子 20g（另包，先煎），僵蚕 15g，独活 15g，杜仲 20g，鸡血藤 20g，黄芪 40g，当归 15g，续断 15g，三七 5g。14 剂，水煎服，日 1 剂。

四诊：2011 年 9 月 2 日。

症状：诸症改善明显。

手法：推法，揉法，掐法，按法，摇法，搓法。操作同前。

针刺取穴：肾俞、劳宫、合谷、八风等。

操作方法：受累关节周围及八风穴可采用斜刺，其余诸穴直刺。

方药：宣痹汤加减。薏苡仁15g，晚蚕沙10g，姜黄10g，海桐皮15g，伸筋草15g，寻骨风15g，青风藤20g，白附子20g（另包，先煎），僵蚕15g，独活15g，杜仲20g，鸡血藤20g，黄芪40g，当归15g，续断15g，三七5g。20剂，水煎服，日1剂。

【师徒评案】

学生：痹证（类风湿性关节炎）的辨证要点是什么？

老师：痹证是指因感受风寒湿热之邪引起的以肢体、关节僵硬疼痛、肿胀、麻木及活动障碍为主要临床症状的病症，具有渐进性和反复发作的特点。主要病机为气血痹阻不通，筋脉关节失于濡养所致。临床常表现为虚实、寒热夹杂。

本例患者因年老、痹证日久，肝肾两虚，致局部邪实（寒凝、湿阻、热壅、血瘀），"急则治其标，缓则治其本"。患者初诊疼痛较重，应以止痛为先。故以清热祛湿、活血通络止痛为法。

学生：为什么宣痹汤可以治疗本病？

老师：宣痹汤中以防己为主，入经络而祛经络之湿，通痹止痛；滑石利湿清热；薏苡仁淡渗利湿，引湿热从小便而解，使湿行热去；半夏、晚蚕沙和胃化浊，制湿于中，晚蚕沙尚能祛风除湿、行痹止痛。

合用片姜黄、海桐皮宣络止痛，助主药除痹之功；更用山栀、连翘泻火、清热解毒，助解骨节热炽烦痛；伸筋草《本草拾遗》谓其主治"久患风痹，脚膝疼冷，皮肤不仁，气力衰弱"，其性走而不守，祛湿退肿之力强，且无苦寒败胃之弊；寻骨风祛风、活络、止痛，用治风湿痹痛，关节酸痛，屈伸不利。两药相伍为用，治疗类风湿性关节炎、风湿性关节炎引起的关节肿胀、疼痛，疗效显著；虎杖清热解毒，祛风利湿，散瘀定痛，用于关节痹痛，又可清郁热；青风藤祛风湿，通经络，利小便，可使湿热随小便而解；白附子（另包，先煎）、僵蚕祛风化痰、通络止痛。

二诊湿热已去大半，故原方去滑石、连翘、栀子，加独活、杜仲补肝肾、强筋骨；鸡血藤活血补血。三诊湿热已除，遵缓则治其本，以补益肝肾，活血化瘀为主。上方去防己、法半夏、虎杖，加黄芪、当归补益气血；续断补肝肾，续筋骨，调血脉；三七散瘀、活血、定痛。

学生：针刺和推拿如何治疗本病？

老师：针刺治疗以局部选穴为主，祛风通络、行气活血，可配合远端取穴以补益肝肾；手法治疗可以滑利关节、消肿止痛；针推药结合可标本同治，效果更佳。

【传承心得体会】

人体是一个有机的整体，掌握人体气血阴阳的虚实才不会"头痛医头、脚痛医脚"，这在痹病的辨证论治过程中有着现实意义。本例患者虽有关节疼痛遇寒加重的情况，但同时有口渴喜冷饮存在，结合舌脉，说明有热的征象，血沉快、类风湿因子阳性说明病情在进展和活跃阶段。故治疗初期以清热祛湿、活血通络止痛为主，症状好转后，减少清热药物的使用，增加补益肝肾药物比重，后期以补益肝肾、调和气血阴阳为法。《素问·痹论》："风寒湿三气杂至，合而为痹也。"故对于痹证患者需注意保暖防寒，少沾湿冷。痹证日久，必累及肝肾，故需注意补益肝肾。

第九节　针灸推拿结合金黄散治疗肩袖损伤案

患者李某，男，42岁。2022年1月22日。

主诉：左侧肩部疼痛伴活动受限1月余。

现病史：1个多月前，患者因打桌球用力不慎致左侧肩部疼痛不适，患者自行在家涂抹红花油，左肩疼痛未见明显缓解，遂去诊所就诊，予以针灸、推拿治疗，患者自诉经诊所推拿及牵拉后，左肩疼痛加剧，左肩关节活动明显受限，上举、外展、摸背均不能完成；遂来我院门诊就诊。门诊行左肩核磁共振检查示：①左侧到肩袖损伤；左侧肱二头长头肌、冈上肌、冈下肌，肩胛下肌损伤；②左侧肩胛骨及肱骨头内散在骨髓水肿，不除外合并骨折可能，请结合CT扫描；③左侧喙突下滑囊、肩峰下滑囊、三角肌及肩胛下肌滑囊、肩关节腔积液伴滑膜增厚，左肩关节周围软组织明显肿胀。

刻下症：左肩关节周围软组织明显肿胀，左侧肩部酸痛不适，疼痛评分 8 分，夜间尤甚，左侧肩关节活动明显受限，上举、外展、摸背均不能完成，纳眠可，二便调。舌质暗红，苔白，脉弦。

西医诊断：左肩肩袖损伤。

中医诊断：肩痹病（气滞血瘀证）。

治法：行气活血，消肿止痛。

手法：揉法，擦法，点法，拿法，捏法等。

操作方法：

（1）患者取坐位，充分暴露左侧肩背肌肉，术者站在患者左侧，用轻柔的揉法、擦法在患侧肩部施术 2～3 分钟。

（2）以拇指端或屈曲的拇指指间关节桡侧缘点按阿是穴、缺盆、巨骨、肩髃、肩髎、手三里、合谷等穴，使之达酸、麻、胀、痛、重，"得气"为宜。

（3）拿捏患肩臂部，往返施术，手法轻快柔和为宜。

（4）在患者疼痛耐受范围内，轻摇患侧肩关节，活动患侧肘关节，腕关节。

针刺取穴：阿是穴、肩髃、肩前、肩后、肩髎、手三里、合谷、肩井、曲池、合谷等穴。

操作方法：普通针刺，泻法或平补平泻。以上诸穴均行常规针刺。

方药：香连金黄散 2 份，香木活血散 1 份，温水调匀外敷左肩。选用轻量弹力带固定患肩及肘部。嘱患者加强患侧肘部屈曲功能锻炼，适度肩部锻炼。

香连金黄散处方：黄芩 15g，黄柏 10g，黄连 10g，大黄 15g，生天南星 10g，生半夏 10g，苍术 10g，陈皮 15g，木香 10g，厚朴 10g，姜黄 10g，白芷 10g，白及 10g，天花粉 20g，矮桐子 10g，甘草 5g。

香木活血散处方：厚朴 10g，乳香 10g，血竭 15g，没药 10g，小茴香 10g，王不留行 15g，当归 10g，川芎 15g，木香 10g，香附 10g，木瓜 10g，羌活 10g，独活 10g，紫荆皮 10g，续断 10g，肉桂 10g，白芷 10g，白及 10g，制川乌 10g，甘草 5g。

二诊：2022 年 1 月 31 日。

症状：左肩关节周围软组织肿胀减轻，左侧肩部酸痛减轻，疼痛评分 4 分，左侧肩关节活动范围改善，上举及外展弧度增大，摸背不能完成，纳眠可，二便调。舌质暗红，苔白，脉弦。

手法：揉法，擦法，点法，拿法，捏法等。操作同前。

针刺取穴：阿是穴、肩髃、肩前、肩后、肩髎、手三里、合谷、肩井、曲池、合谷等穴。

操作方法：普通针刺，泻法或平补平泻。以上诸穴均行常规针刺。

方药：香连金黄散 1 份，香木活血散 1 份。温水调匀外敷左肩。选用中量弹力带固定患肩及肘部。嘱患者适度患侧肩部功能锻炼，防止肩部肌肉萎缩。

三诊：2022 年 2 月 15 日。

症状：左肩关节周围软组织无明显肿胀，左侧肩部酸痛进一步减轻，疼痛评分 2 分，左侧肩关节活动范围改善，上举及外展弧度进一步增大，摸背不能完成，纳眠可，二便调。舌质暗红，苔白，脉弦。

手法：揉法，擦法，点法，拿法，捏法等手法。操作同前。

针刺取穴：阿是穴、肩髃、肩前、肩后、肩髎、手三里、合谷、肩井、曲池、合谷等穴。

操作方法：针灸并用，平补平泻。以上诸穴均行常规针刺。

方药：香连金黄散 1 份，香木活血散 2 份。温水调匀外敷左肩。选用重量弹力带固定患肩及肘部。嘱患者加强患侧肩部功能锻炼，防止肩关节粘连。

【师徒评案】

学生：中医对肩袖损伤的认识何如？

老师：本例患者运动不慎后导致肩部肌腱损伤，以肩部肿胀、疼痛、活动（上举、外展、外旋、后伸）障碍为主症的一种常见病。属于中医学"肩部筋伤"范畴。本病病位在肩部，手法治疗总体原则为舒筋活血、消肿止痛；针刺治疗选局部肩背部穴位及远端取穴；诸穴合用具有疏理局部气血，消肿止痛的作用。中药外敷选用行气活血通络、凉血消肿止痛的院内制剂香连金黄散及香木活血散。

学生：肩袖损伤患者如何锻炼？

老师：二诊肩部肿胀及疼痛明显减轻，通过调整香连金黄散及香木活血散的比例，增强活血通络之功。嘱患者适度患侧肩部功能锻炼，防止肩部肌肉萎缩。三诊肩部肿胀消退，肩部疼痛明显减轻，通过进一步调整香木活血散的比例，减少香连金黄散的比例，增强活血通络之功。嘱患者加强患侧肩部功能锻炼，防止肩关节粘连。

【传承心得体会】

肩痹者，选用局部阿是穴，配合肩三针（肩髃、肩前、肩后）可以疏通经络，消肿止痛；手三里、曲池、合谷等穴可以通络止痛，调和气血；肩髎、肩井解痉通络；诸穴相配可以筋脉疏通，气血调和，消肿止痛。

香连金黄散：黄芩、黄柏、黄连、大黄清热解毒；生天南星、生半夏、苍术、陈皮、木香、厚朴行气燥湿；姜黄、白芷、白及、天花粉、矮桐子消肿止痛；甘草调和诸药；全方共奏清热解毒、消肿止痛之功。

香木活血散：厚朴、乳香、血竭、没药、小茴香、王不留行、当归、川芎、木香、香附行气活血化瘀；木瓜、羌活、独活、紫荆皮祛风除湿，续断、肉桂、白芷、白及、制川乌温经散寒，消肿止痛；甘草调和诸药；全方共奏活血祛瘀、消肿止痛之功。

根据患者疾病发展阶段，选择用药比例，疾病初期，患者肩部肿痛明显，以香连金黄散为主；疾病后期，患者肿胀明显消退，以香木活血散活血祛瘀为主。充分体现中医辨证论治思想。

第十节　推拿针刺结合川芎茶调散加减治疗头痛病案

患者王某，女，29 岁。2016 年 1 月 16 日初诊。

主诉：颠顶头痛 1 天。

现病史：患者 1 天前至山区旅游后出现头痛，颠顶为著，颈项强痛，恶风寒，无恶心呕吐，纳眠差。

刻下症：颠顶头痛，疼痛持续，痛连项背，恶风寒，喜裹头，口不渴。苔薄白，脉浮紧。

西医诊断：紧张性头痛。

中医诊断：外感头痛（风寒证）。

治法：疏风散寒止痛。

手法：拿法，擦法，罗氏三指推拨法，罗氏镇定点穴法。

操作方法：

（1）患者取坐位，充分暴露并放松颈部肌肉，术者沿患者颈项部两侧膀胱经以罗氏三指推拨法垂直膀胱经方向操作，并缓慢沿膀胱经上下往返治疗 5 分钟。

（2）罗氏镇定点穴法点按双侧风池、风府、天柱等穴 3 分钟。

（3）拿两侧风池，以五指拿法从前发际线拿至风池，再改用三指拿法，沿膀胱经拿至大椎两端，往返 5～6 次。

（4）罗氏镇定点穴法点按印堂、鱼腰、太阳、百会等穴约 2 分钟。

（5）以小鱼际擦法擦颈后两风池穴连线，以局部产生明显的温热感为度。

（6）掌擦背部两侧膀胱经，以透热为度。

针刺取穴：双侧风池、头维、百会、四神聪、太阳或阿是穴、通天、合谷。

操作方法：泻法或平补平泻。以上诸穴均行常规针刺，取长 50mm 针灸针，针刺风池时向风府方向直刺 40mm；针刺百会、四神聪时以 40mm 针灸针平刺 20mm；针刺太阳时以 40mm 针灸针斜向后方 45°刺 30mm。

方药：川芎茶调散加减。川芎 15g，薄荷 10g，荆芥 10g，防风 10g，羌活 15g，粉葛 30g，麻黄 10g，红花 10g，秦艽 15g，鸡血藤 20g，白芷 15g，细辛 6g，炙甘草 10g。3 剂，水煎服，日 1 剂。

【师徒评案】

学生：头痛的病机和治疗方法是什么？

老师：外感头痛多为六淫外袭，阻遏经脉；内伤头痛则多为气血阻滞、逆乱，导致清气不能上荣而头痛。故总结本病治疗大法为"通经络，和气血"。

学生：外感头痛如何分型及治疗？

老师：外感头痛属实证，以风邪为主，治疗需以祛风为主，兼以散寒、清热、祛湿，如风寒头痛则治以疏风散寒止痛，可以川芎茶调散加减；风热头痛则治以疏风清热和络，常以芎芷石膏汤加减；暑湿头痛则治以祛风化湿运脾，常用羌活胜湿汤加苍术、厚朴、陈皮、藿香等。

学生：内伤头痛如何分型及治疗？

老师：内伤头痛虚实皆见，肝阳头痛则应平肝潜阳息风，多以天麻钩藤饮加减；血虚头痛需滋阴养血和络，常以加味四物汤加减；痰浊头痛应健脾燥湿降逆，常用半夏白术天麻汤加减；肾虚头痛则治以补肾填精生髓，用大补元煎加减。

【传承心得体会】

头痛的手法治疗应辨证施术：

风寒头痛可配合掌擦背部两侧膀胱经，以透热为度。

风热头痛点按两侧大椎、肺俞、风门、曲池、合谷等穴，并拿双侧肩井。

暑湿头痛可加拍击北部两侧膀胱经，以皮肤微红为度。

肝阳头痛可自上而下推两侧桥弓，双侧交替进行，每侧各 20 次，并以扫散法在头侧胆经循行部位自前上方向后下方操作，两侧交替进行，各

10次。

痰浊头痛可在腹部以掌摩法顺时针操作，时间5～10分钟，以中脘以掌摩法顺时针操作，时间5～10分钟；气海以掌摩法顺时针操作，时间5～10分钟；关元为重点，并按揉中脘、天枢、脾俞、胃俞、大肠俞、足三里、丰隆等穴。

血虚及肾虚头痛可在腹部以掌摩法顺时针操作，时间5～10分钟，直擦背部督脉，以透热为度，血虚头痛则横擦背部，肾虚头痛则重点横擦下腰部，肾俞以掌摩法顺时针操作，时间5～10分钟，命门为重点。

瘀血头痛则应重点点按揉太阳，以掌摩法顺时针摩攒竹及前额和头侧的胆经循行部位，时间5～10分钟。

第三章 其他案例

第一节 天麻钩藤饮合牵正散治疗颅脑外伤案

患者陈某，男，48 岁。2019 年 8 月 6 日。

主诉：颅脑外伤后高热神昏 17 天。

现病史：患者 17 天前颅脑外伤后出现高热、昏迷，伴有全身红色丘疹样突起，瘙痒；眠差，大便干，小便赤。为求中医进一步治疗来就诊。

刻下症：患者处于浅昏迷状态、烦躁，全身散在红色丘疹样突起，瘙痒，夜眠差，大便干结，小便赤。舌质红，苔黄腻，脉弦滑数。

西医诊断：颅脑外伤。

中医诊断：中风急性期（中脏腑，痰火瘀闭证）。

治法：息风清火，豁痰开窍。

手法：揉法，擦法，罗氏三指推拨法，罗氏镇定点穴法，罗氏提捏弹颈法，点按分筋法。

操作方法：

（1）患者俯卧，暴露颈项部及肩背，术者坐在头侧，用轻柔的揉法、擦法在患侧颈项及肩部施术 2～3 分钟。擦法操作快结束时，应擦中同时配合颈项部各方向被动运动数次。

（2）拿捏和揉颈项部，拿颈椎旁开 1.5 寸处的软组织，三指推拨放松颈项部两侧紧张肌肉。

（3）点揉风池穴 1 分钟，以酸胀感向头顶放散为佳，再点揉四神聪、神庭、风府、曲池、合谷等穴，约 3 分钟，以局部酸胀为度。

（4）对斜方肌、肩胛提肌、胸锁乳突肌、冈上肌进行提捏弹筋操作。

（5）点按天宗穴，点按持续 5 秒，间隔 2 秒再行下一次点按。点按颈臂穴，力量直达筋骨，让患者产生向上肢的放射感，拇指指腹做上下轻微移动分筋，点按与分筋交替进行，以患者耐受为度。

（6）推擦颈项部肌肉，以透热为度。搓揉患肢肌肉，往返 4 次；牵抖上肢 20 次。

治疗完毕嘱患者休息 2～3 分钟。

方药：天麻钩藤饮合牵正散加减。焦栀子 15g，淡豆豉 15g，僵蚕 15g，白附子 15g（另包，先煎），全虫 10g，蜈蚣 1 条，麦冬 20g，玉竹 20g，明沙参 30g，天麻 20g，钩藤 15g，牛膝 15g，野菊花 15g，隔山撬 20g，茯神 30g，酸枣仁 20g，黄芪 40g，石斛 15g。15 剂，水煎服，日 1 剂。

外洗剂：硫黄 40g，益母草 60g，冰片 10g，陈艾 15g，土茯苓 20g，苦参 20g，牛蒡子 15g，地肤子 15g，白鲜皮 15g，紫荆皮 15g，蝉衣 10g。6 剂，水煎外洗，日 1 剂。

二诊：2019 年 8 月 12 日。

症状：患者家属诉患者服药后体温下降到 38℃，烦躁减轻，四肢瘙痒消除，夜眠较前好转，大便干结，小便赤，舌质红，苔薄黄，脉弦数。

手法：揉法，擦法，罗氏三指推拨法，罗氏镇定点穴法，罗氏提捏弹颈法，点按分筋法。操作同前。

方药：天麻钩藤饮合牵正散加减。黄芪 40g，天麻 20g，钩藤 20g，菊花 15g，生地黄 20g，麦冬 20g，升麻 9g，枸杞子 20g，僵蚕 15g，蜈蚣 1 条，隔山撬 20g，白附子 15g（另包，先煎），丝瓜络 5g，巴戟天 15g，狗脊 15g，骨碎补 15g。10 剂，水煎服，日 1 剂。

三诊：2019 年 8 月 23 日。

症状：患者服药后，意识清醒，可与医生交流，吐字差，但能顺利表达，语速慢，体温波动在 37～38℃之间，左侧肢体活动障碍，小便赤，大便干。舌质红，苔薄黄，脉弦滑。

手法：罗氏三指推拨法，罗氏提捏弹颈法，点按分筋法，罗氏镇定点穴法。操作同前。

针灸取穴：人中、印堂、三阴交（患侧）、委中（患侧）、风池（双）、天柱（双）、内关（双）。上肢部：肩髃、合谷、上八邪、痉挛阿是穴，均为患侧。下肢部：阳陵泉、足三里、丘墟透照海，均为患侧下肢部。

操作方法：针灸并用，平补平泻，留针 30 分钟，10 分钟行针 1 次。针刺隔日 1 次。

方药：天麻钩藤饮合牵正散加减。黄芪 40g，天麻 20g，羌活 15g，蔓荆子 15g，葛根 15g，丹参 20g，灵仙根 20g，僵蚕 15g，明沙参 30g，玉竹 20g，石斛 15g，白附子 20g（另包，先煎），桑枝 30g，生地黄 20g，赤芍 15g，当归 15g，地龙 12g，姜黄 12g，伸筋草 15g。15 剂，水煎服，日 1 剂。

四诊：2019 年 9 月 9 日。

症状：患者自诉服药后低热消除，肢体活动障碍较前改善，左侧上肢肌力Ⅲ级，下肢Ⅳ级，可以在陪护下慢步行走，吐字较前清楚，小便赤，大便可。舌质红，苔薄黄，脉弦滑。

方药：黄芪 40g，葛根 15g，姜黄 12g，僵蚕 15g，白附子 20g（另包，先煎），全虫 10g，蜈蚣 1 条，蔻仁 15g，桑枝 30g，隔山撬 20g，建曲 15g，丝瓜络 15g，明沙参 30g，伸筋草 15g，天麻 20g，羌活 15g，蔓荆子 15g。15 剂，水煎服，日 1 剂。

手法：揉法，罗氏镇定点穴法，罗氏三指推拨法，罗氏提捏弹颈法，点按分筋法。操作同前，隔日 1 次。

五诊：2019 年 9 月 30 日。

症状：患者吐字清楚，自诉服药后肢体活动障碍较前改善更加明显，左侧上肢肌力Ⅳ级，下肢肌力Ⅳ级，基本可以独自慢步行走，肩膝关节冷痛僵硬，食后腹胀不适，肢体酸软疲乏，小便赤，大便可。舌质淡红，苔薄黄，脉滑。

中医诊断：中风后遗症期，风痰瘀阻证。

方药：大活络丹加减。羌活 15g，葛根 15g，蔓荆子 20g，姜黄 15g，灵仙根 20g，制附子 20g（另包，先煎），僵蚕 15g，蜈蚣 1 条，石菖蒲 20g，藿香 20g，佩兰 15g，黄连 6g，广木香 10g。20 剂，水煎服，日 1 剂。

外敷方：明胶 100g，川椒 60g，乳香 60g，没药 60g，制附子 100g，干姜 100g。打粉蒸熟，外敷肩关节痛处。

患者服药后诉关节冷痛消除，由于需要做颅骨修补术，故而停药一段时间，嘱患者术后继续服药治疗，并坚持配合康复锻炼。

【师徒评案】

学生：老师，为什么要选择天麻钩藤饮治疗这位患者？

老师：本病案为脑外伤引起的中风，辨证为中脏腑痰火瘀闭，痰火扰神，闭阻清窍，则见神昏、烦躁；热闭于内，邪不外出，郁于肌表，则见肌肤红疹；热煎津液，则见便干、尿赤。治疗原则为息风清火，豁痰开窍。

天麻钩藤饮中，方中天麻、钩藤平肝息风，为君药；石决明咸寒质重，功能平肝潜阳，并能除热明目，与君药合用，加强平肝息风之力；川牛膝引血下行，并能活血利水，共为臣药。杜仲、寄生补益肝肾以治本；栀子、黄芩清肝降火，以折其亢阳；益母草合川牛膝活血利水，有利于平降肝阳；夜交藤、朱茯神宁心安神，均为佐药。诸药合用，共成平肝息风，清热活血，补益肝肾之剂。故选用天麻钩藤饮以息风清火，豁痰开窍。

学生：为什么要合用牵正散？

老师：牵正散中全蝎、僵蚕均能祛风止痉，其中全蝎长于通络，独入肝经，风气通于肝；僵蚕能化痰，合用既助君药祛风化痰之力，又能通络止痉；白附子入阳明经而走头面，以祛风化痰，尤其善散头面之风为君。用热酒调服，以助宣通血脉，并能引药入络，直达病所，以为佐使。如张秉成《成方便读》卷二言："所谓同气相求，衰之以属也。"与天麻钩藤饮合用共奏平肝息风、通络活血之效。

学生：二诊的处方有何意义？

老师：二诊患者体温下降，瘙痒减轻，上方去焦栀子、淡豆豉、全虫、玉竹、明沙参、牛膝、野菊花、茯神、酸枣仁、石斛，减轻其清热祛风之力，以免损伤正气；加菊花、生地黄、升麻、枸杞子、丝瓜络、巴戟天、狗脊、骨碎补以补肝肾、清热滋阴。

学生：中风的治疗重点是什么？

老师：中风的治疗应重视其病机主要在于经脉痹阻不通，使肢体活动不利，所以治疗应根据患者的证型分别给予祛风、化痰、调气、开窍等治疗大法，重在通过治疗使经脉痹阻缓解，经络通则肢体利，病自除。

【传承心得体会】

中风又名"卒中"，是以猝然昏仆，不省人事，伴口眼㖞斜，语言不利，或不经昏仆而仅以口僻不遂为主病的疾病。因本病起病急，变化快，与自然界善行而数变之风邪的特性相似，故古人以此类比，名为中风。风的病因病机，历代医家争论颇多，现大部分偏向于气（气逆）、血（血瘀）、风（肝风、外风）、痰（风痰、湿痰）、火（肝火、心火）、虚（阴虚、气虚）六大因素。六因相互影响，冲逆于上，交结为病，络脉痹阻，使神机失灵，肢体失用，发为中风。

中风的病位在脑髓，涉及心、肝、脾、肾等多个脏腑，其病性属本虚标实。中风急性期以风、火、痰、瘀等标实证候为主。常由于脑络受损，神机失用而导致多个脏腑功能紊乱，出现清窍闭塞，脏气不通，痰瘀互阻，血脉不畅等诸多证候。

中风后遗症期则表现为虚实夹杂，或本虚之证，以气虚血瘀、肝肾阴虚为多，亦可见气血不足，阳气虚衰之象，而痰瘀互阻往往贯穿中风的始终。在疾病的发展过程中，病机转化迅速是中风的主要特点，其病机总以"正虚络痹"为纲。

第二节　广笔鼠黏汤治疗慢性咽炎案

患者杨某，女，65 岁。2013 年 6 月 10 日初诊。

主诉：咽痒咳嗽 5 年余，加重 1 周。

现病史：患者 5 年前无明显诱因出现咽痒咳嗽，夜间尤甚，其间咽部一直有异物梗塞感，咽之不下咳之不出，头略仰伸或侧旋后，咽部异物感有所减轻，多家医院均诊断为慢性咽炎，长年服用多种中西药物未见明显缓解。

刻下症：颈项强痛，时有头晕，咽痒咳嗽、咽干，难以入睡，烦躁多梦，胸闷心慌，时有恶心欲呕，小便可、大便干硬。舌尖红少苔，脉细弦。

西医诊断：慢性咽炎。

中医诊断：喉痹（阴虚火旺证）。

治法：化痰润燥，利咽开胸。

手法：捻拨法，镇静点穴法，推桥弓，顺法。

操作方法：患者取仰卧位，头偏向治疗侧，使肌肉略微松弛。

（1）钳捏式提弹捻拨松解胸锁乳突肌等表浅肌肉组织，以拇指、食指、中指指端将胸锁乳突肌与颈部下方结构分开，按胸骨部与锁骨部顺肌肉走行将胸锁乳突肌从中部肌腹附近圈住提起，由深到浅慢慢捻拨。捻拨的同时注意询问患者的感觉，如患者感觉酸胀、牵扯感明显，术者指下感觉明显结节、条索感，此时以指端固定钳捏，保持 30 秒～1 分钟，力度以患者耐受为度，操作完后推桥弓 5～10 次。

（2）分筋点拨，逐层深入松解肌肉组织，将患者颈椎旋转约 15°，头偏向治疗侧肩膀，以食、中、无名指指端或指腹，自乳突至胸锁关节周围沿胸锁乳突肌前后缘、斜角肌及斜方肌边缘上下往返推拨、触压 5～10 次，再轻柔点拨茎突、C3～C6 颈椎横突前缘及横突尖处 1～2 分钟，再左右拨动气管 2～4 次，力度以患者耐受为度，手法操作过程中嘱患者行吞咽动作数次。

（3）点穴解痉，以一定力度点按穴位，施力的方向"因症制宜"，施力的大小要求"得气即止，见痛即止"，注重患者的感觉反馈，以气至病所为佳。

（4）顺筋正骨，术者以一手扶患者额头部，一手以拇指及食、无名指指腹按于颈椎关节突关节部，两手协同相对用力推挤，以顺应恢复颈椎曲度，对颈椎曲度过大者，不用此手法，换用仰卧牵拉拔伸法。对存在"骨错缝"者，酌情选用正骨手法（完善影像学检查的基础上谨慎使用）。

针刺取穴：颈夹脊穴。

操作方法：常规针刺操作，行搓捻针法。

方药：广笔鼠黏汤加减。浙贝母20g，生地黄20g，玄参20g，射干15g，牛蒡子20g，天花粉10g，连翘15g，僵蚕15g，竹叶15g，枳壳15g，桂枝20g，瓜壳20g，薤白20g，半夏15g，石菖蒲20g，厚朴15g，胡麻仁20g，肉苁蓉20g，茯神20g，远志10g。6剂，水煎服，日1剂。诸药洗净后，浸泡30分钟，按常规熬药法煎3次，取汁药液混合，浓缩成三次量约300mL，均分3份，每次口服约100mL。

二诊：2013年7月1日。

症状：患者服药后，胸闷心慌、咳嗽明显好转，咽喉异物感大减，夜间咽痒减轻，经针灸推拿后，颈项强痛明显减轻，睡眠好转，大便可，唯有腹胀，舌红苔薄，脉细弦。

手法：捻拨法，镇静点穴法，推桥弓，顺法。操作同前。

针刺取穴：颈夹脊穴。

操作方法：常规针刺操作，行搓捻针法。

方药：广笔鼠黏汤加减。守前法，去枳实薤白桂枝汤，加佛手15g，甘松10g，木香15g行气。10剂，煎服法同前。

三诊：2013年7月13日。

症状：经治疗后，夜间已无咽痒咳嗽，咽喉异物感已消失，颈项部疼痛明显缓解，睡眠质量提高。

守前法前方，去火麻仁、佛手、木香、甘松，加黄芪30g，当归10g，以益气补血调理善后。10剂，煎服法同前。

【师徒评案】

学生：广笔鼠黏汤治疗慢性咽炎如何辨证？

老师：广笔鼠黏汤原方清咽喉，祛风热，止疼痛，用治肝肾阴亏，相火上亢，肺阴耗损或胃火熏肺所致之喉癣症。方中牛蒡子（又名鼠黏子）疏散风热，清热解毒，清咽消肿，为治咽喉肿痛要药；连翘清热解毒，消痛散结，二药并走于上，主治热聚于上焦，致咽喉肿痛等症。生地黄甘寒凉润，能清热泻火，生津止渴，凉血；玄参质润多液，善泻无根浮游之火，能养阴润燥，清利咽喉，消肿止痛，解毒散结，热毒实火或阴虚内热均可使用；贝母能消痰润肺，涤痰清心，解郁散结；天花粉可生津止渴，清肺润燥，《本草害利》谓其"清痰解热，能使血不为瘀"。四药合用助主药下润肾燥而滋阴，上清肺金而泻火。僵蚕"气味俱薄，轻浮上升，得清化之气，能去风化痰，散结行经，治喉痹咽肿等风热为病"；射干清热解毒，祛痰利咽，《本经》称其能治"喉痹咽痛不得消息"；淡竹叶能导邪热从小便而去；生甘草既能清热解毒，疗治咽喉肿痛，又可调和诸药；全方共起清利咽喉、消肿止痛、滋阴润燥作用。

学生：颈源性咽炎手法运用有何特点？

老师：患者症状因颈咽部肌肉紧张痉挛所致，手法上采用捻拨法逐层深入松解颈咽部肌肉，采用镇静点穴法点按局部穴，为激发局部经气，最后采用顺法将顺局部骨骼肌肉正常结构。

【传承心得体会】

本案患者长期伏案工作导致颈项僵痛，且常伴咽喉不适，夜间咽痒咳嗽尤甚，并现胸闷心慌、失眠多梦等颈椎病相关症状。一诊方中生地黄、玄参滋补肝肾养阴生津，凉血解毒；浙贝母、天花粉清肺润燥，化痰散结；射干、鼠黏子（牛蒡子）、连翘清热解毒利咽，化痰散结消肿；僵蚕祛入络之风痰，散结止痛；竹叶清热泻火利尿；枳实、薤白、厚朴、瓜蒌、桂枝通阳散结，祛痰下气，寓降逆平冲于行气之中，以恢复气机之升降；半夏降逆化痰散结，燥湿消痞；火麻仁、肉苁蓉质润，滋养润肠通便；茯神、远志、石菖蒲宁心安神益智。二诊胸闷心慌、恶心欲呕已除，遂去枳实薤白桂枝汤；

腹胀仍在，故加健脾行气消胀之佛手、木香、甘松。三诊诸症明显好转，守前法前方去火麻仁、佛手、木香、甘松，加黄芪、当归以益气补血调理善后。颈部肌肉紧张痉挛可牵拉咽喉部组织造成咽部的异物感，穴位的选择多以颈项部穴位为主，如《灵枢·寒热病》所载天牖五部（人迎、扶突、天牖、天柱、天府五穴），此五穴位于颈肩部位，为上通头部气息之要塞，五穴配合应用，可尽快解除颈部肌肉炎症、痉挛，恢复颈部动态平衡，减少神经、血管刺激。

第三节　清解通络法治疗痛风案

患者郝某，男，45岁。2010年9月13日。

主诉：反复足趾、足背及足踝肿痛10余年，复发加重3天。

现病史：患者10多年前经常应酬，频频饮酒，屡进膏粱厚味，时感足趾、足背及足踝肿痛，因工作较忙，未曾介意。以后每于饮酒或劳累、受寒之后，即疼痛增剧，左足拇指内侧肿痛尤甚，以夜间痛为剧，当地医院以类风湿关节炎处理，曾服炎痛喜康、布洛芬等，疼痛有所缓解，时轻时重，反复发作。

5年前在当地医院查血尿酸915μmol/L，确诊为"痛风"。即服别嘌呤醇、秋水仙碱等，病情有所好转，但因胃痛不适而停服。此后反复发作。3天前因饮酒痛风发作，左足趾肿痛，难以入睡，局部灼热红肿。因畏惧西药副作用特来本院就诊。实验室检查：血沉80mm/h，血尿酸720μmol/L。X线示左足跖骨骨头处出现溶骨性缺损。

刻下症：左足趾灼热红肿，疼痛剧烈，跛行，左足背肿胀。舌质红，苔黄腻，脉弦滑数。

西医诊断：痛风性关节炎急性发作。

中医诊断：热痹（湿热蕴结证）。

治法：清热解毒，祛湿通络，消肿止痛。

手法：按法，揉法，拿法，捻法，摇法，擦法。

操作方法：一般痛风关节以跖趾关节居多，表现为关节红、肿、热、痛，在局部避免手法操作。推拿治疗目的以调理脾胃，提高代谢，促进尿酸排泄为主。

（1）按压昆仑穴，拇指指腹轻按1分钟，以穴位酸胀适度。

（2）依次按揉膻中、内关、曲池，1～2分钟，开胸除痹，清热，轻拿内关、合谷1分钟，以患者感受适度酸胀为度。

（3）中指指腹按揉中脘、气海1～2分钟，拇指或并指轻揉风市、阴陵泉，1～2分钟；点按太冲1分钟。

（4）直擦背部肺俞、胃俞、肾俞，由上到下1～2分钟。

（5）患侧踝、膝关节轻柔的摇法，以舒筋活络，结束治疗。

针刺取穴：病变关节周围腧穴、肺俞、胃俞、肾俞、膻中、内关、中脘、气海、曲池、合谷、风市、阴陵泉、昆仑、承山、太冲。

操作方法：针刺泻法，不留针。局部关节可常规消毒后刺络拔罐，以上诸穴均行针刺泻法，非急性期可平补平泻。

方药：四妙散合"三藤"加味。苍术15g，黄柏10g，薏苡仁30g，川牛膝30g，忍冬藤30g，络石藤15g，海风藤15g，汉防己15g，五加皮30g，木瓜15g，甘草6g。7剂，水煎服，日1剂。嘱忌酒、海鲜等易诱发痛风饮食，注意休息。

二诊：2010年9月22日。

症状：患者足趾肿痛减轻，夜可入睡。舌质仍红，苔黄腻，脉弦滑。

手法：按法，揉法，拿法，捻法，摇法，擦法。操作同前。

针刺取穴：病变关节周围腧穴、肺俞、胃俞、肾俞、膻中、内关、中脘、气海、曲池、合谷、风市、阴陵泉、昆仑、承山、太冲。

操作方法：针刺，泻法，不留针。局部关节可常规消毒后刺络拔罐，以上诸穴均行针刺泻法，非急性期可平补平泻。

方药：四妙散合"三藤"加味。苍术15g，黄柏10g，薏苡仁30g，川牛膝30g，忍冬藤30g，络石藤15g，海风藤15g，汉防己15g，五加皮30g，木瓜 15g，甘草 6g，石斛 15g，炒白术 15g。7 剂，水煎服，日 1 剂。

三诊：2010 年 10 月 9 日。

症状：足趾肿痛消失，行走如常。舌质红，苔微黄腻，脉弦。诸症均已好转，惟感大便不成形，日 2 次。

手法：按法，揉法，拿法，捻法，摇法，擦法。操作同前。

针刺取穴：病变关节周围腧穴、肺俞、胃俞、肾俞、膻中、内关、中脘、气海、曲池、合谷、风市、阴陵泉、昆仑、承山、太冲。

操作方法：针刺，泻法，不留针。局部关节可常规消毒后刺络拔罐，以上诸穴均行针刺泻法，非急性期可平补平泻。

方药：四妙散合"三藤"加味。苍术 15g，黄柏 10g，薏苡仁 30g，忍冬藤 30g，络石藤 15g，海风藤 15g，五加皮 30g，木瓜 15g，甘草 6g，石斛 15g，炒白术 15g，党参 20g，补骨脂 10g。14 剂，水煎服，日 1 剂。

四诊：2010 年 10 月 28 日。

症状：足趾肿痛消失，行走如常，大便成形，临床痊愈。嘱其忌酒、海鲜等易诱发痛风饮食，注意休息，避免劳累。

【师徒评案】

学生：为何痛风是属于"热痹"？

老师：现代医学认为痛风是由于嘌呤代谢紊乱而导致尿酸代谢失常，引起的高尿酸血症。由于尿酸盐的生理特性是在 37℃ 以下会凝结成结晶，因此多沉积于肢体温度较低的远端关节，大多表现为足跖趾关节的焮红肿痛，故多归属于中医痹证范畴。虽属痹证，但其局部皮肤温度较高，肤色红，疼痛剧烈，反复发作，缠绵不愈，以致关节畸形，且有多种并发症，故属于痹证之热痹。

学生：痛风的病机是什么？

老师：痛风在《金匮要略》中属"历节病"范畴。多由禀赋不足，嗜食膏粱厚味、饮酒过度而发病。由于饮食不节，恣啖肥甘厚味、辛辣高醇之品，碍胃滞脾，升降失调，不能运化，脾失健运，水谷精微运化失司而发病。本案患者长期饮食不节，湿热内生，流注筋脉而致病。四妙散合"三

93

藤"汤就是依据这个病机而立法组方。

学生：本案例的组方特点是什么？

老师：方中除用四妙散清利湿热为基本方外，还使用"三藤"。三藤两寒一热，可使组方不过偏凉，而增强清湿热、通络之功。再合五加皮祛风湿、止痹痛、补肝肾；木瓜和石斛可助除湿，且兼有养阴作用，防止湿热伤阴；薏苡仁、防己有利水消肿之效，以除关节肿痛之苦。药理研究表明，薏苡仁、防己均有抗炎、镇痛、解热的作用。更以川牛膝载药下行，直达病所，共奏强筋健骨、通利关节之用。甘草为使，缓急止痛，调和诸药。各药相合，祛风湿、利关节、强筋骨、止痹痛，因而能收到较为理想的效果。然而在运用以上药物时应注意顾护脾肾，培补先后天之本，使正气充沛，顽疾可除。

【传承心得体会】

本案例为罗老师根据"异病同治"原则，灵活运用四妙散加减治疗痹风湿热蕴结证，配以"三藤"效果显著，并注意培补先后天之本，临症结合患者具体情况考虑周全，灵活运用辨证论治之精髓。

四妙散为清热燥湿的代表方剂，出自清代医家张秉承所著的《成方便读》一书，由苍术、黄柏、牛膝、薏苡仁四味药组成，与《丹溪心法》之二妙九、《医学正传》之三妙九乃一脉相承之剂。原方主治湿热下注之痿证，苍术辛、苦、温，归脾、胃、肝经，具有燥湿健脾、祛风散寒之功效，取其苦温燥湿之功，除湿邪之来源；黄柏苦、寒，归膀胱、肾经，具有清热燥湿、泻火解毒之功效，可直入下焦除肝肾之湿热；薏苡仁甘、淡、微寒，归脾、胃、肺经，具有健脾渗湿、排脓除痹之功效，取其入阳明经祛湿热而利筋络；牛膝苦、甘、酸、平，归肝、肾经，具有活血通经、补肝肾、强筋骨、利尿通淋的功效，可兼领诸药之力直入下焦，有利于关节功能恢复。四药合用，湿热去，痹证除，可用于治疗由于湿热下注导致的两足麻木、痿软、肿痛诸证。"三藤"之忍冬藤甘、寒，归肺、胃经，功可清热解毒、疏风通络，用于风湿热痹、关节红肿热痛。海风藤辛、苦、微温，归肝经，能祛风湿，通经络，用于风寒湿痹、关节不利、腰膝疼痛、筋脉拘挛、屈伸不利。《滇南本草》谓海风藤"治寒湿痹伤筋、祛风、筋骨疼痛、利小便及茎中痛"。络石藤苦、微寒，归心、肝、肾经，功可祛风通络，凉血消肿，用于风湿热痹、筋脉拘挛、腰膝酸痛、喉痹、痈肿、跌扑损伤。《本草纲目》："络石藤，气味平和，其功主筋骨关节风热痈肿。"

第四节　牵正散加减治疗面瘫案

患者杨某，女，60岁。2014年2月17日初诊。

主诉：面瘫10余年。

病史：10多年前，患者因劳累后受凉出现右侧面部鼓气漏气、额纹消失、左侧上眼睑下垂，在某医院诊为"周围性面神经麻痹"，给予中西药及针灸治疗，效果不明显。后去其家附近诊所多次行针刺治疗，依然未取得满意效果。现为求进一步诊治，故来本院求诊。

刻下症：左侧额纹消失，左眼睑闭合不全，眼裂2mm，左鼻唇沟浅表，口角明显右歪，寐欠安，头晕，纳可，二便调。苔厚腻，脉滑乏力。既往有中风病史。

西医诊断：周围性面神经炎。

中医诊断：面瘫（风痰阻络证）。

治法：益气祛风化痰，通络止痉。

手法：指按揉，扫散法，大鱼际揉法，拿法。

操作方法：采用指按揉太阳、翳风、颊车、下关、听宫、听会、睛明、耳门、颧髎、四白；用扫散法在胆经循行路线，自前上方向后下方操作，两侧交替进行；用大鱼际揉法在颜面部应用；拿外关、合谷，以麻胀为度，隔日1次。

针刺取穴：攒竹、鱼腰、阳白、四白、颊车、地仓（取患侧）、合谷、三阴交、足三里双侧取穴。

操作方法：平补平泻，隔日1次。

方药：牵正散加减。僵蚕 15g，全虫 10g，地龙 12g，白附子 20g（另包，先煎），鸡血藤 20g，桑枝 20g，白芷 20g，葛根 15g，羌活 15g，钩藤 15g，升麻 10g，黄芪 60g，蔓荆子 20g，党参 20g，砂仁 15g，丝瓜络 15g，石决明 20g，潼蒺藜 15g，芫蔚子 15g。6 剂，水煎服，日 1 剂。

二诊：2014 年 2 月 24 日。

症状：患者自诉症状稍有改善，感觉面部肌肉较前柔软，头晕缓解，自感易疲乏。舌质淡苔薄白，脉弦。

手法：指按揉，扫散法，大鱼际揉法，拿法。操作同前。

针刺取穴：攒竹、鱼腰、阳白、四白、颊车、地仓（取患侧）、合谷、三阴交、足三里双侧取穴。操作同前。

方药：牵正散加减。黄芪 60g，防风 15g，白术 20g，陈皮 10g，僵蚕 15g，全虫 10g，蜈蚣 2 条，白附子 20g（另包，先煎），白芥子 10g，浙贝母 20g，白芷 20g，钩藤 15g，羌活 12g，葛根 20g，仙鹤草 15g，大枣 15g。6 剂，水煎服，日 1 剂。

三诊：2014 年 3 月 3 日。

症状：患者自诉面部感觉改善，左侧额纹渐渐出现，面部鼓腮漏气减轻，左侧上眼睑可以上抬，但仍闭合不全，疲乏明显好转。舌淡苔薄白，脉弦。

手法：指按揉，扫散法，大鱼际揉法，拿法。操作同前。

针刺取穴：攒竹、鱼腰、阳白、四白、颊车、地仓（取患侧）、合谷、三阴交、足三里双侧取穴。操作同前。

方药：牵正散加减。僵蚕 15g，全虫 10g，地龙 10g，白附子 20g（另包，先煎），黄芪 60g，天麻 15g，羌活 15g，蔓荆子 20g，钩藤 15g，白芥子 10g，浙贝母 15g，舒筋草 15g，松节 10g，夏枯草 12g，昆布 10g，海藻 10g，甘草 6g。6 剂，水煎服，日 1 剂。

四诊：2014 年 3 月 10 日。

症状：患者面部鼓腮基本不漏气，皱眉时左额纹增多，左上眼睑上抬稍有力，闭合较前稍紧。舌淡苔薄白，脉细弦。

手法：指按揉，扫散法，大鱼际揉法，拿法。操作同前。

针刺取穴：攒竹、鱼腰、阳白、四白、颊车、地仓（取患侧）、合谷、三阴交、足三里双侧取穴。操作同前。

方药：牵正散加减。黄芪 60g，天麻 20g，羌活 15g，蔓荆子 20g，葛根 15g，僵蚕 15g，桑枝 20g，白附子 20g（另包，先煎），鸡血藤 20g，白芥子 10g，浙贝母 15g，紫苏叶 15g，松节 12g，舒筋草 15g，甘草 6g。6 剂，水煎服，日 1 剂。

五诊：2014 年 3 月 31 日。

症状：患者自诉皱眉时左额纹增多明显，左上眼睑上抬稍有力，闭合较前稍紧，但不思饮食，胀闷不舒。舌质淡，苔薄白，脉细弦。

手法：指按揉，扫散法，大鱼际揉法，拿法。操作同前。

针刺取穴：攒竹、鱼腰、阳白、四白、颊车、地仓（取患侧）、合谷、三阴交、足三里双侧取穴。操作同前。

方药：牵正散加减。白术 20g，白芍 20g，陈皮 10g，吴茱萸 10g，厚朴 15g，砂仁 15g（后下），薏苡仁 15g，黄芪 15g，天麻 15g，羌活 15g，僵蚕 15g，白附子 20g（另包，先煎），桑枝 20g，升麻 10g，钩藤 20g，白芥子 12g，浙贝母 15g。6 剂，水煎服，日 1 剂。

六诊：2014 年 4 月 10 日。

症状：患者服用后诸证基本消失，嘱患者加强自我功能锻炼，适当可以应用针刺、推拿、艾灸，巩固疗效。

【师徒评案】

学生：如何更好地诊断并治疗面瘫呢？

老师：《诸病源候论·妇人杂病门·偏风口㖞候》云："偏风口㖞，是体虚受风，风入于夹口之筋……故令口僻也。"《类证治裁》云："口眼㖞斜，血液衰涸，不能荣润筋脉也。"由此可见，面瘫一证，多由患者气血不足，营卫失调，腠理疏松，脉络空虚，以致风寒、风热之邪乘虚上犯头面、少阳、阳明脉络，气血运行滞涩，经筋肌肉失于濡养，弛纵不收而发病。所以本病多为本虚标实之证，治要标本兼顾。

【传承心得体会】

本案为风痰阻络证，平素表虚，易感外风。前后以玉屏风散加减固表，牵正散加减祛风，一表一里相配合扶正祛邪。白附子（另包，先煎）、僵蚕、全虫、地龙、鸡血藤、桑枝、丝瓜络，虫类与草本药合用共起搜风通络止痉作用；白芷、葛根、羌活、钩藤、蔓荆子祛风除湿通络；升麻、黄芪、党参、仙鹤草、大枣补益正气助药达病所；砂仁、白术、白芍、陈皮调和药性，减少诸药对脾胃的损害；石决明、潼蒺藜、茺蔚子息风止晕定眩；白芥子、浙贝母、昆布、海藻除痰破积软坚，协助诸药通络。用药重在辨证加减，分期论治，重视脾胃气血，气血和则运行足，病自愈。

第四节　四物汤治疗便秘案

患者白某，女，60 岁。2016 年 8 月 3 日。

主诉：排便困难 12 年余。

现病史：12 年前，开始逐渐出现大便不畅，临厕努挣，便后乏力，大便并不干结，三五日一行，尝试各种治疗方法，效果不理想，来诊。

刻下症：患者满面愁容，体质虚弱，面白神疲，肢倦懒言，临厕努挣，便后乏力，大便并不干结，三五日一行，睡眠欠佳。舌淡苔白，舌体胖大，脉沉细弱。

西医诊断：习惯性便秘。

中医诊断：便秘（气血亏虚证）。

治法：补益气血，润肠通便。

手法：腹部选用一指禅推法、摩法；背部选用罗氏膀胱经推拿法。

操作方法：

（1）患者取仰卧位，以轻快的一指禅推法施于中脘、天枢、大横穴，每穴约 1 分钟；以掌摩法顺时针方向摩腹约 5 分钟。

（2）患者取俯卧位，术者站于一侧，沿患者腰背部两侧竖脊肌及膀胱经用轻柔的摩法、掌根揉法上下往返操作 5 ～ 8 次，频率 100 次 / 分。

（3）用较重刺激的擦法沿脊柱两侧竖脊肌上下往返治疗 5 ～ 6 次，频率 120 次 / 分；自上而下大面积广泛地轻柔弹拨腰背部两侧膀胱经，弹拨频率 80 次 / 分，往返操作 2 ～ 3 次，使肌肉的痉挛明显减轻为度。

（4）轻柔按压天宗、风池、胃俞、肾俞、足三里，每穴 2 ～ 3 分钟，力度以微觉酸痛为度。于脾俞、肝俞、胃俞、肾俞、膈俞做深入的、较重的弹拨，弹拨频率 60 次 / 分，每穴 2 ～ 3 分钟，局部产生明显的温热感为度。

（5）自上而下直擦腰背部两侧膀胱经 2 分钟，频率 200 次 / 分，横擦腰骶部 2 分钟，频率 200 次 / 分，均以透热为度。

（6）最后用虚掌拍击腰背部 2 ～ 3 分钟，频率 120 次 / 分，沿脊柱两侧骶棘肌从上往下，以皮肤微红为度。

针刺取穴：天枢、足三里、神阙、上巨虚、中脘、气海、关元、血海、三阴交、肾俞、脾俞、肝俞、大肠俞。

操作方法：足三里、三阴交、中脘、气海、关元、血海、脾俞、肝俞，采用提插配合捻转的复合补法；神阙采用隔姜灸；上巨虚、天枢采用提插配合捻转的泻法。隔 10 分钟行针 1 次，留针 20 分钟，隔日 1 次。

方药：四物汤加减。熟地黄 20g，赤芍 20g，当归 15g，川芎 10g，胡麻仁 20g，柏子仁 15g，郁李仁 20g，玄参 20g，麦冬 15g，生黄芪 40g，台乌药 15g，石菖蒲 20g，远志 10g，生甘草 5g。3 剂，水煎服，日 1 剂。

二诊：2016 年 8 月 7 日。

症状：排便较前通畅，排便 1 ～ 2 日一行，疲乏感减轻。舌淡，苔白，脉沉细。

手法：一指禅推法，摩法，罗氏膀胱经推拿法。操作同前。

针刺取穴：天枢、足三里、神阙、上巨虚、中脘、气海、关元、血海、三阴交、肾俞、脾俞、肝俞、大肠俞。操作同前。

方药：原方继续服用以巩固疗效。3 剂，水煎服，日 1 剂。

三诊：2016 年 8 月 11 日。

症状：感觉精神较前好转，不易疲乏，排便也较轻松，大便基本 1 日一行，定时且规律，睡眠稍差。舌质淡，苔薄白，脉细缓。

手法：一指禅推法，摩法，罗氏膀胱经推拿法。操作同前。

针刺取穴：天枢、足三里、神阙、上巨虚、中脘、气海、关元、血海、三阴交、肾俞、脾俞、肝俞、大肠俞。操作同前。

方药：四物汤加减。熟地黄 20g，赤芍 20g，当归 15g，川芎 10g，胡麻仁 20g，柏子仁 15g，郁李仁 20g，玄参 20g，麦冬 15g，生黄芪 40g，石菖蒲 20g，远志 10g，生甘草 5g，茯神 30g，酸枣仁 20g。6 剂，水煎服，日 1 剂。

后患者自诉排便、睡眠诸症已愈，十多年沉疴，一举而愈，甚为欢愉。

【师徒评案】

学生：本案推拿治疗的思路是怎么样的？

老师：本案例考虑患者长期服用泻药，素体虚弱，辨证气血亏虚，治以益气健脾，补益气血。推拿手法采用一指禅推法、摩法、罗氏膀胱经推拿法。一指禅推法施于中脘、天枢、大横穴，和降胃气，通调肠腑；掌摩法顺时针方向摩腹，运腑气导肠滞；肾司二便，大肠主传导，膀胱经外走经脉内联脏腑，督脉为阳脉之海，罗氏膀胱经推拿法，按揉肾俞、大肠俞、八髎，外可通经络，内可调脏腑；按揉脾俞可健运脾胃，脾胃主中焦，乃全身气机之枢纽，大肠传导之职，亦赖脾胃之健运；直擦背部及横擦腰骶部，亦可起到温阳助运、疏利气机的作用。

学生：遣方用药上是如何考虑的？

老师：因为本案辨证为气血亏虚证。药方应用四物汤加黄芪补气养血；胡麻仁、柏子仁、郁李仁润肠通便；玄参、麦冬养阴生津，协助排便；台乌药暖肝养血；黄精滋肾润肺，补脾益气；石菖蒲、远志治疗患者忧愁不乐；远志、茯神、酸枣仁养心安神，全方共起到补益气血的目的，患者用药后多年痼疾终愈。

【传承心得体会】

便秘是指大便秘结不通，排便时间延长，或虽有便意，而排便困难。本症是由于大肠传导功能失常，粪便在肠内停留时间过久，水分被过量吸收导致大便排出不畅。本病的病因病机有胃肠燥热、气机郁滞、气血亏损、阴寒凝结等，结合病因病机的不同，可分为实秘和虚秘两类。张洁古认为："实秘者，秘物也，虚秘者，秘气也。"统之或由中气不足，推运无力而导致气虚便秘，以老年患者多见。临床常表现为虽有便意，但排便困难，用力努挣，便后乏力，粪便不干结，体质虚弱，面白神疲，肢倦懒言，舌淡，或舌体胖大，苔白，脉弱。本案辨证气血亏虚，罗老采用四物汤加减以补气养血，气盛血足，则肠道畅通无阻。

第六节 温阳益气摄血法治疗便血案

患者黄某，女，25岁。2019年5月1日初诊。

主诉：便血20余年。

现病史：患者幼年因罹患肠炎，后出现便血，多处求医未愈。辅助检查：1年前行肠镜示：溃疡性结肠炎，伴有大面积的肠黏膜充血水肿。

刻下症：大便溏薄，便后血出，色淡红，下腹坠胀不适，喜温喜按，无疼痛，少气懒言、神疲乏力、失眠，月经量少，色淡。舌淡苔薄白，脉沉细弱。

西医诊断：溃疡性结肠炎。

中医诊断：便血（中焦虚寒，脾不统血证）。

治法：温阳益气摄血。

手法：选用摩法，振颤法，拿揉法，罗氏膀胱经推拿法，拿法，点按法，擦法等。

操作方法：

（1）患者取仰卧位，充分暴露患者腹部，术者站在患者右侧，用单掌置腹部，按顺时针、从小到大、从大到小，稍用力摩腹 5 分钟，再以掌置于关元、气海穴振颤 2 分钟。

（2）点揉中脘、关元、气海、血海、足三里、阴陵泉、三阴交穴，每穴 2 分钟。

（3）用拿揉法沿足三阳经从上向下拿捏至踝，然后换手沿下肢内侧拿捏足三阴经，从下向上至腹股沟，反复 5 ～ 10 次。另一侧同法。

（4）患者取俯卧位，用罗氏膀胱经推拿法，沿患者腰背部两侧竖脊肌及膀胱经用轻柔的摩法、掌根揉法上下往返操作 5 ～ 8 次，用较重刺激的擦法沿脊柱两侧竖脊肌上下往返治疗 5 ～ 6 次；自上而下大面积广泛地轻柔弹拨腰背部两侧膀胱经，往返操作 2 ～ 3 次；

（5）罗氏夹脊拨法，五指自然伸直，腕关节自然伸直，食指、中指和无名指并拢，以其指端着力于胸腰段夹脊处，下压至一定的深度，使局部产生酸胀感；

（6）点揉肝俞、脾俞、肾俞、膈俞、命门、大肠俞穴，每穴 2 分钟。

（7）小鱼际擦法操作于胸腰部膀胱经，叠掌横擦八髎，以透热为度。

针刺取穴：关元、气海、中脘、神阙、足三里、上巨虚、太冲、血海、脾俞、胃俞、大肠俞、承山。

操作方法：关元、气海、中脘、足三里采用温针灸；神阙采用隔姜灸；上巨虚、血海采用捻转补法；太冲、承山采用提插配合捻转的泻法；脾俞、胃俞、大肠俞采用捻转的平补平泻法，每隔 10 分钟行针 1 次，留针 20 分钟，隔日针刺 1 次。

方药：黄土汤加减。黄芪 60g，白术 20g，甘草 5g，制附子 20g（另包，先煎），黄芩 15g，阿胶 20g，地榆炭 15g，红藤 20g，秦皮 15g，山楂 20g，升麻 10g，党参 20g，淡竹叶 15g，生地黄 20g，硼砂 3g，肺经草 15g，半枝莲 15g，伏龙肝 40g（自备）。6 剂，水煎服，日 1 剂。

二诊：2019 年 5 月 7 日。

症状：患者自述精神较前好转，疲乏感减轻，便血量及次数较前减少，但仍感觉腹部不适及头昏等症状，色淡。舌淡苔薄白，脉沉细弱。

手法：选用摩法，振颤法，拿揉法，罗氏膀胱经推拿法，拿法，点按法，擦法等手法。操作同前。

针刺取穴：关元、气海、中脘、神阙、足三里、上巨虚、太冲、血海、脾俞、胃俞、大肠俞、承山。操作同前。

方药：黄土汤加减。黄芪60g，白术20g，甘草5g，制附子20g（另包，先煎），黄芩15g，阿胶20g，地榆炭15g，红藤20g，秦皮15g，山楂20g，升麻10g，党参20g，淡竹叶15g，生地黄20g，硼砂3g，肺经草15g，半枝莲15g，伏龙肝40g（自备）。10剂，水煎服，日1剂。

三诊：2019年5月17日。

症状：患者自述精神较前明显好转，疲乏感明显减轻，偶有便血，便血量极少。舌淡红，苔薄白，脉沉细。

手法：选用摩法，振颤法，拿揉法，罗氏膀胱经推拿法，拿法，点按法，擦法等手法。操作同前。

针刺取穴：关元、气海、中脘、神阙、足三里、上巨虚、太冲、血海、脾俞、胃俞、大肠俞、承山。操作同前。

方药：黄土汤加减。黄芪60g，白术20g，甘草5g，制附子20g（另包，先煎），黄芩10g，阿胶20g，地榆炭15g，红藤20g，秦皮15g，山楂20g，升麻10g，党参30g，淡竹叶15g，生地黄20g，硼砂3g，肺经草15g，半枝莲15g，伏龙肝40g（自备）。10剂，水煎服，日1剂。

【师徒评案】

学生：便血的病机何如？

老师：该病属于中医学"肠风范畴"，《疡科心得集·辨肠风脏毒论》云："夫大肠之下血也，一曰肠风，一曰脏毒。肠风者，邪气外入，随感随见，所以色清而鲜；脏毒者，蕴积毒久而始见，所以色浊而黯。"《医宗金鉴》亦说："先便后血，此远血也，谓血在胃也，即古之所谓结阴，今之所谓便血也，先血后便，此近血也，谓血在肠也，即古之所谓肠澼，为痔下血，今之所谓脏毒，肠风下血也，一用伏龙肝汤以治结阴之血，从温也；一用赤小豆当归散以治脏毒之血，从清也。"

学生：本例便血患者的病机如何？

老师：本案患者病程日久，便后出血属脾阳不足，中焦虚寒，统摄失常所致。

学生：便血针灸治疗如何选穴？

老师：选用培补元阳之关元、气海、中脘、神阙，采用温针灸益气温阳；足三里、血海、脾俞、胃俞，培补后天之本养血益气；上巨虚、太冲、大肠俞、承山，理气固肠。

【传承心得体会】

该患者病程日久，便后出血属脾阳不足，中焦虚寒，统摄失常所致，选用黄土汤加减温阳益气摄血，方中灶心土性温质重，温暖脾胃，温中止血，又能涩肠止泻；白术温肾阳而健脾气，使阴能守于内，阳能护于外，阴阳相得，人得安和；附子为大辛大热之品，能温补脾阳，炙甘草味甘性平，补脾益气、缓急止痛，调和诸药；阿胶补血止血，为补血止血要药，直接入药，其黏滞之性可增加灶心土（即伏龙肝）的有效成分；黄芩燥湿解毒，配以红藤、秦皮、半枝莲、淡竹叶，增强清热解毒之功，一可制附子的燥性，免伤阴血，二可清热避免阿胶生血之品至火亢而不生血，炒炭后又增强其止血之功；肺经草取肺与大肠相表里，走肠搜治肠风；更以少量矿物硼砂取其质重，甘、咸、凉之性味直达病所；党参、升麻合白术、黄芪取补中益气汤之意提其中气，全方共奏温阳益气、健脾摄血之功。

第七节　健脾化湿法治疗肥胖案

患者胡某，女，29 岁。2019 年 6 月 12 日初诊。

主诉：消谷善饥，口渴多饮 3 年余。

现病史：3 年多前，患者因生活无规律，体重由 58 千克，逐渐增加到 75 千克，平素食欲旺盛，消谷善饥，通过控制饮食，体重稍有减轻，但饮食稍不注意，体重又反弹；1 年多前患者在诊所行针灸及埋线减肥治疗，效果不明显，体重 74 千克左右；患者为求进一步治疗，遂来门诊求诊。

刻下症：平素肥胖，身高 160 厘米，体重 75 千克，平素食欲旺盛，消谷善饥，口渴喜饮，口气臭秽，头胀头晕，嗳气频作，肢体困重，皮肤亮泽，口气臭秽，头胀头晕，肢体困重怠惰，带下黏黄，外阴瘙痒，大便黏腻，有时秘结。舌质红，舌苔微黄厚腻，脉滑稍数。

西医诊断：单纯性肥胖。

中医诊断：肥胖病（痰浊内聚证）。

治法：健脾益气，化湿祛痰。

手法：点按法，摩法，提拿法，推法，拿法，擦法。

操作方法：

（1）患者取仰卧位，充分暴露患者腹部，术者站在患者右侧，用单掌或叠掌置脐上，按顺时针、从小到大、从大到小，稍用力摩腹 5 ～ 8 分钟。

（2）点按中脘、天枢、大横、气海、足三里、丰隆等穴，每个穴位按揉三次点一次（揉三点一），每个穴位点按 2 分钟。

（3）双手前后交叉将腹直肌提起，自上腹部提拿至下腹部，反复多次。

（4）双手左右交叉自胁下向腹部推擦，并逐渐向下至小腹部，以热为度。

（5）用一手掌大鱼际或全掌沿手三阴经从上向下推至腕，然后转掌沿手三阳经从下向上推至肩，并顺势擦动肩关节，反复 5 ～ 10 次。另一侧同法。

（6）用拿法沿足三阳经从上向下拿捏至踝，然后换手沿下肢内侧拿捏足三阴经，从下向上至腹股沟，反复 5 ～ 10 次。另一侧同法。

（7）患者取俯卧位，点按脾俞、胃俞，每个穴位揉三点一，每个穴位点按 2 分钟。

（8）用双掌的掌根部着力于腰骶部，用力擦动，擦至局部发热为度。

针刺取穴：脾俞、胃俞、足三里、天枢、中脘、阴陵泉、丰隆、气海、三阴交、血海、合谷。

操作方法：针刺以泻法为主，脾俞、胃俞、足三里、天枢、中脘、阴陵泉、气海、合谷，采用提插配合捻转的泻法；血海、三阴交采用平补平泻的针刺方法，隔 10 分钟行针 1 次，留针 20 分钟，隔日 1 次。

方药：丹荷饮加减。丹参 30g，荷叶 30g，桑叶 30g，枸杞子 30g，石决明 20g，珍珠母 15g，火麻仁 30g，熟大黄 15g，炙枇杷叶 15g，黄芪 40g，甘草 5g。20 剂，水煎服，日 1 剂，嘱患者控制饮食、适量运动。

二诊：2019 年 7 月 3 日。

症状：患者体重下降 3 千克，口微渴，口气臭秽的症状较前减轻，头胀、头晕减轻，时有嗳气，大便黏腻。舌质红，舌苔微黄，脉滑稍数。

手法：点按法，摩法，提拿法，推法，拿法，擦法。操作同前。

针刺取穴：脾俞、胃俞、足三里、天枢、中脘、阴陵泉、丰隆、气海、三阴交、血海、合谷。操作同前。

方药：丹荷饮加减。丹参 30g，荷叶 30g，桑叶 30g，枸杞子 30g，石决明 20g，珍珠母 15g，熟大黄 5g，炙枇杷叶 15g，黄芪 40g，甘草 5g，泽泻 30g，小通草 10g。20 剂，水煎服，日 1 剂。嘱患者控制饮食、适量运动。

三诊：2019 年 7 月 25 日。

症状：患者体重下降 3 千克，口不渴，口气臭秽的症状较前减轻，头胀、头晕减轻，偶有嗳气，大便正常。舌质红，舌苔微黄，脉滑。

手法：点按法，摩法，提拿法，推法，拿法，擦法。操作同前。

针刺取穴：脾俞、胃俞、足三里、天枢、中脘、阴陵泉、丰隆、气海、三阴交、血海、合谷。操作同前。

方药：丹荷饮加减。丹参 30g，荷叶 30g，桑叶 30g，枸杞子 30g，石决明 20g，珍珠母 15g，熟大黄 5g，炙枇杷叶 15g，黄芪 40g，甘草 5g，泽泻 30g，小通草 10g，茯苓 30g，白术 20g，枳实 20g。20 剂，水煎服，日 1 剂，嘱患者控制饮食、适量运动。

【师徒评案】

学生：本例肥胖症病机是什么？

老师：经治疗后患者体重下降 3 千克，无消谷善饥、口渴喜饮症状，感觉身轻气爽。饮食过度，尤其是过食肥甘、膏粱厚味，或孕产期间营养过剩，摄入精微过多，势必加重脾运负担，有余部分不能充分利用代谢，过剩的水谷精微在体内化为痰浊膏脂，蓄积体内，纳食越多，痰湿愈甚，日积月累，致成"膏人""脂人""肥人"。另一方面，胃纳所受之物，并非皆为气血生化所需之物，诸如肥甘之品，反影响运化，扰乱气血化生，导致人体脂质代谢紊乱，使机体脂质储存增多，形成肥胖病。

学生：肥胖症针灸治疗常用选穴有哪些？

老师：天枢穴为足阳明胃经腧穴，又是大肠经的募穴，募穴是脏腑经气输注和会聚的部位，是气机升降的枢纽，研究认为天枢穴能加速局部脂肪细胞分解代谢速度；中脘为胃之募穴，在腑为腑会，是脾胃生化输布的枢纽、营卫气血之源，且痰湿生于脾、腑以通为顺，故刺中脘可使三焦气化，散布精微于五脏六腑，行气化痰湿；募穴多用治腑病，"合治内腑"，六腑皆取禀于胃，足三里属足阳明胃经的合穴，具有健脾和胃、利湿化痰的作用，针刺足三里可以起到抑制饥饿中枢，降低食欲，加快胃肠道蠕动的作用。三阴交属三阴经的交会穴，可激发经气，起到健脾利湿、调补肝肾、化脂降浊的作用，针刺三阴交可以促进胆固醇的分解和排泄，减少其合成和吸收，从而降低血液中胆固醇的含量；丰隆为足阳明经胃经络穴，别走脾经，连通脾胃两经，可宣通脾胃二经之气机，具有健脾化痰、和胃降逆、调理气血及祛痰开胸之功效，是祛痰要穴；配合脏腑的背俞穴调节脏腑功能；血海调节气血运行；合谷是手阳明大肠经的原穴，推动大肠传导功能。

【传承心得体会】

饮食蕴久不化，阻滞气机，易生胃热，其特征为食欲旺盛，消谷善饥，口气臭秽；热灼津液故口渴喜饮。久则积湿生痰，痰湿蕴热，困扰清窍，则见头胀头晕，头重若裹，胸满痞塞，嗳气频作，肢体困重怠惰，带下黏黄，外阴瘙痒，大便黏腻；治疗上应用丹参、荷叶、桑叶、石决明、珍珠母治疗头胀头晕；火麻仁、熟大黄降脂润肠，除热通便；枸杞子、黄芪、甘草调和脏腑气血；全方配伍使脂质循环有序，故而可脏腑协调，身体舒适。

第八节 柴胡桂枝汤结合罗氏手法治疗感冒案

患者张某，女，68岁。2018年9月5日初诊。

主诉：鼻塞头痛伴乏力4月。

现病史：4月前，患者劳累受凉后出现鼻塞、头痛，伴全身乏力，颈项不适，腰膝酸软，发凉，为求治疗前来就诊。

刻下症：鼻塞流涕，头痛，乏力，动则出汗，怕风，畏寒，颈项不适，腰膝酸软，发凉，口苦，口不渴，起床时干呕，纳差，二便调。舌质淡暗，舌体胖，苔白滑腻，寸脉浮弱，尺脉沉细。

西医诊断：上呼吸道感染。

中医诊断：感冒（太阳少阳少阴合病兼痰饮证）。

治法：和解枢机，调和营卫，温阳化饮。

手法：选用抹法，按揉法，拿法，罗氏膀胱经推拿法，罗氏夹脊拨法，罗氏镇定点穴法，擦法。

操作方法：

（1）患者取仰卧位，推拿者坐于其头顶前方，双手拇指螺纹面用抹法，从印堂、鱼腰到丝竹空穴，从额中、阳白到太阳穴，从神庭、头维到角孙穴，三线各操作3～5次，抹前可先局部涂少许葱姜汁，以免破皮。

（2）推拿者一手扶住患者枕部，另一手以按揉法沿印堂、神庭、头维、太阳穴一线及印堂、阳白、鱼腰、太阳穴一线，双侧各操作3～5次，在穴位处停留时间稍长。

（3）五指拿法结合点揉法自颠顶至风府穴一线反复操作3～5次。点压时力度稍重，以患者有酸胀感为度。

（4）罗氏膀胱经推拿法，沿患者腰背部两侧竖脊肌及膀胱经用轻柔的摩法、掌根揉法上下往返操作5～8次，用较重刺激的擦法沿脊柱两侧竖脊肌上下往返治疗5～6次；自上而下大面积广泛地轻柔弹拨腰背部两侧膀胱经，往返操作 2～3 次，使肌肉的痉挛明显减轻为度。

（5）罗氏夹脊拨法，五指自然伸直，腕关节自然伸直，食指、中指和无名指并拢，以其指端着力于胸段夹脊处，下压至一定深度，使局部产生酸胀感。

（6）罗氏镇定点穴法，拇指末端指间关节弯曲约成 90°，另外四个手指和手掌扶在所点部位旁；中指镇定点穴，中指末端指间关节弯曲约成 90°，或者近节指间关节屈曲。由轻到重逐渐加压，垂直用力，固定不移，以"得气"或患者耐受为度。此法依次操作风池、大椎、肩井、风门、肺俞。

（7）掌擦法操作于颈项部，小鱼际擦法操作于胸背部膀胱经，叠掌横擦八髎，以透热为度。

针刺取穴：列缺、合谷、大椎、风池、太阳、足三里、丰隆。

操作方法：常规针刺，平补平泻，留针 30 分钟，10 分钟行针 1 次。

方药：柴胡桂枝汤加减。柴胡 15g，黄芩 15g，炙甘草 10g，细辛 6g，葛根 20g，仙鹤草 20g，生姜 20g，白附子 15g（另包，先煎），桂枝 15g，白芍 15g，大枣 15g。4 剂，水煎服，日 1 剂。

二诊：2018 年 9 月 9 日。

症状：头痛，颈项不适好转，鼻塞流涕消失，仍动则汗出，畏寒怕风，腰膝酸冷，舌质淡暗，舌体胖苔白滑腻，寸脉浮弱，尺脉沉细。

手法：选用抹法，按揉法，拿法，罗氏膀胱经推拿法，罗氏夹脊拨法，罗氏镇定点穴法，擦法。操作同前。

针刺取穴：列缺、合谷、大椎、风池、太阳、足三里、丰隆。操作同前。

方药：柴胡桂枝汤加减。柴胡 15g，黄芩 15g，炙甘草 10g，细辛 6g，葛根 20g，仙鹤草 20g，生姜 20g，白附子 20g（另包，先煎），桂枝 30g，白芍 30g，大枣 15g。4 剂，水煎服，日 1 剂。

三诊：2018 年 9 月 13 日。

症状：头痛消失，干呕口苦消失，畏寒怕风明显好转，自汗，腰膝酸冷，乏力，纳差有所改善，可正常上班及外出锻炼。舌质暗淡，苔白腻，脉浮弱。

手法：选用抹法，按揉法，拿法，罗氏膀胱经推拿法，罗氏夹脊拨法，罗氏镇定点穴法，擦法。操作同前。

针刺取穴：列缺、合谷、大椎、风池、足三里、丰隆。操作同前。

方药：桂枝加附子汤合玉屏风散加减。白附子 20g（另包，先煎），桂枝 30g，白芍 30g，干姜 30g，黄芪 30g，炙甘草 20g，白术 15g，防风 15g，党参 15g。4 剂，水煎服，日 1 剂。

四诊：2018 年 9 月 17 日。

症状：诸症明显减轻，仍有畏寒，怕风，自汗。舌质暗淡，苔白稍腻，脉浮。

手法：选用抹法，按揉法，罗氏膀胱经推拿法，罗氏镇定点穴法，擦法。操作同前。

针刺取穴：列缺、合谷、大椎、风池、足三里、丰隆。操作同前。

方药：桂枝加附子汤合玉屏风散加减。白附子 30g（另包，先煎），桂枝 30g，白芍 30g，干姜 30g，黄芪 30g，炙甘草 20g，白术 15g，防风 15g，党参 15g。4 剂，水煎服，日 1 剂。

【师徒评案】

学生：本案的辨证和治疗思路如何？

老师：本例患者为一般感冒治疗后伤阳，不仅表证未解，邪又被引入半表半里和少阴，因枢机不利，阳气损耗而痰饮内停，证属太阳、少阳、少阴合病，而兼见痰饮。治疗原则为和解枢机，调和营卫，温阳化饮。推拿手法选用抹法、按揉法、拿法、罗氏膀胱经推拿法、罗氏夹脊拨法、罗氏镇定点穴法、擦法解表温阳化饮，疗效颇佳；针刺选择局部穴位结合远端取穴，针用平补平泻为主，穴取列缺、合谷、大椎、风池、足三里、丰隆；中药内服选用柴胡桂枝汤加减和解少阳，解表，温阳化饮。

二诊患者头痛、颈项不适好转，鼻塞流涕消失，仍动则汗出，畏寒怕风，腰膝酸冷，舌质淡暗，舌体胖苔白滑腻，寸脉浮弱，尺脉沉细。患者阳虚自汗较甚，守前方加大附子剂量，加强扶阳敛汗之力。

三诊时患者感觉病情好转明显，轻度自汗，腰膝酸冷，乏力，纳差，为使患者恢复体质，改用桂枝加附子汤合玉屏风散加减调和阴阳，益气固表。

四诊患者诸症明显减轻，仍有畏寒，怕风，自汗。舌质暗淡，苔白稍腻，脉浮。守三诊原方，加大附子用量，服用后诸症皆除。

【传承心得体会】

感冒是由于六淫、时行病毒侵袭人体而发病。以感受风邪为主，但在不同的季节，往往夹时邪侵入人体，如冬季多夹寒邪，春季多夹风邪，暑季多夹暑湿，秋季多夹燥邪，其中尤以风寒、风热、暑湿为多见。风邪夹时令之邪，由人体的皮毛、口鼻而入，侵犯肺卫，则卫阳被遏，营卫失和，邪正相争，肺气失宣，而致感冒。时行感冒因感受时邪疫毒而致病，其特点为发病急，病情重，具有广泛传染性、流行性，较一般伤风感冒为甚。感受外邪是否发病，取决于感邪轻重和人体正气的强弱。其证候表现也与四时六气、体质差异有关，如素体阳虚者易受风寒，阴虚者易受风热，痰湿内盛者易受外湿，常内外相因为病。卫外不固，外邪侵犯肺卫，致营卫失调，肺气失宣，从而出现肺系及表卫证候。如气虚感邪，邪在肺卫，则为气虚感冒；阴虚感邪，邪在肺卫，则为阴虚感冒。

该患者属于感冒阳虚，不仅表证未解，而邪又被引入半表半里和少阴，因枢机不利，阳气损耗而痰饮内停，证属太阳、少阳、少阴合病，而兼见痰饮。《伤寒论》云："血弱气尽，腠理开，邪气因入。"患者因气血虚弱，阳气失于卫外之功，腠理疏松，外邪极易侵入机体，故而动辄感冒，头痛、鼻塞、自汗、乏力，故以柴胡桂枝汤和解少阳，兼以解表，其中小柴胡汤宣展枢机，以治半表半里，使三焦疏利、上下通达、内外宣通、气机和畅；桂枝汤调和营卫，解肌祛风，以治太阳之表。加附子暗合桂枝加附子汤意，可达温经扶阳敛汗之效。加细辛是因细辛辛香走窜，既能外散风寒，又能内化寒饮，可入阴内助附子以扶阳搜邪，附子与细辛合用，不仅可温阳解表，而且能温化痰饮。加葛根暗合桂枝加葛根汤，不仅解肌祛风而且升津舒经，治风寒外束所致之颈项拘急不舒之症。柴胡桂枝汤中以仙鹤草易人参，治疗虚人感冒，因人参（党参）壅补，故以仙鹤草代之。

第九节　柴胡疏肝散结合罗氏推拿手法治疗胃痛案

患者张某，男，53岁。2020年3月5日初诊。

主诉：胃痛1年。

现病史：患者1年前出现胃痛，伴有腹胀，嗳气泛酸，纳差，精神不振，胁肋部胀痛；大便时稀时溏。

刻下症：胃脘疼痛，饭后腹胀，偶有嗳气泛酸，纳食欠佳，神疲乏力，胁肋部胀痛，腹部亦有胀气，得矢气可缓减，大便时结时溏。脉弦，舌淡红苔薄白。

西医诊断：慢性浅表性胃炎。

中医诊断：胃脘痛（肝气犯胃证）。

治法：疏肝和胃，理气止痛。

手法：一指禅推法，擦法，罗氏三指推拨法，摩法，揉法，搓法，罗氏镇定点穴法。

操作方法：

（1）用一指禅推法，从背部脊柱两旁沿膀胱经顺序而下至三焦俞，往返5次，然后用较重的按揉法于肝俞、脾俞、胃俞、三焦俞，约5分钟。

（2）在背部沿膀胱经循行自上而下施三指推拨法、擦法，以透热为度。

（3）患者取仰卧位，术者用轻快的一指禅推法、摩法在腹部治疗，使热量渗透于脏腑，然后按揉中脘、天枢、气海，同时配合镇定点穴法点按足三里、梁丘，约20分钟。

（4）拿肩井循臂肘而下，在手三里、内关、合谷等穴做较强的揉按刺激。然后搓肩臂使经络通畅，再搓抹其两胁，由上而下往返5次。

针刺取穴：中脘、下脘、梁门、天枢、气海、足三里、梁丘、三阴交、丰隆、合谷、脾俞、胃俞、肝俞。

操作方法：针刺泻法，常规针刺，留针30分钟，10分钟行针1次。

方药：柴胡疏肝散加减。柴胡 5g，制香附 10g，广郁金 10g，炒白芍 10g，生黄芪 15g，党参 15g，炒白术 10g，云茯苓 15g，蒲公英 30g，砂仁 5g（后下），广木香 5g，延胡索 10g，台乌药 10g，法半夏 10g，五灵脂 15g，麦芽 10g，生甘草 10g。3 剂，水煎服，日 1 剂。

二诊：2020 年 3 月 10 日。

症状：胃脘疼痛缓解，大便稍稀，左脉弦细滑。舌稍红，苔白。

手法：一指禅推法，擦法，罗氏三指推拨法，摩法，揉法，搓法，罗氏镇定点穴法。操作同前。

针刺取穴：中脘、天枢、气海、足三里、丰隆、合谷、肝俞、章门。操作同前。

方药：柴胡疏肝散加减。柴胡 10g，制香附 10g，广郁金 10g，炒白芍 10g，生黄芪 15g，党参 15g，炒白术 10g，云茯苓 15g，蒲公英 30g，砂仁 5g（后下），陈皮 15g，薏苡仁 20g，台乌药 10g，法半夏 10g，五灵脂 15g，麦芽 10g，生甘草 10g。4 剂，水煎服，日 1 剂。

三诊：2020 年 3 月 16 日。

症状：腹痛基本消失，大便正常，饮食正常，心情较前愉快。舌可，脉稍细。

手法：一指禅推法，擦法，罗氏三指推拨法，摩法，揉法，搓法，罗氏镇定点穴法。操作同前。

针刺取穴：中脘、天枢、气海、足三里、脾俞、胃俞、肾俞。

操作方法：针刺泻法，常规针刺，留针 30 分钟，平补平泻。

方药：香砂六君子加减。党参 15g，炒白术 10g，云茯苓 15g，生黄芪 30g，春砂仁 5g（后下），陈皮 10g，制香附 10g，广木香 5g，法半夏 10g，谷麦芽各 10g，生甘草 5g。7 剂，水煎服，日 1 剂。

后原方连续服用半月，半年后随访，诸症消失，临床痊愈。

【师徒评案】

学生：为何本病选用柴胡疏肝散治疗？

老师：本例系素体脾虚，又值肝失条达，气机郁滞，不通则痛，肝气乘脾犯胃，故以柴胡、制香附、广郁金、炒白芍疏肝柔肝，以理气机；砂仁、木香、延胡索、乌药理气和胃以止痛；黄芪、党参、白术、云茯苓、甘草益气健脾；陈皮、法半夏健脾燥湿和胃；久病有瘀，五灵脂活血化瘀止痛；蒲公英清热解毒以消炎症，诸药相伍而奏效。

学生：为什么后期要选用香砂六君子方？

老师：本例患者为脾虚患者，脾虚加肝郁，先以柴胡疏肝散为主，疏肝理气。后期症状缓解，肝郁症状减少，处方弱化疏肝而着重健脾，用香砂六君子健脾以解决根本问题。

【传承心得体会】

胃脘痛在临床最常与真心痛鉴别，两病均以上腹部痛为主要表现。胃脘痛是以上腹近心窝部发生疼痛为主症的消化道病症，常因饮食不节或精神刺激而发病。历代文献有将其称为"心痛""心腹痛""心下痛"等，如《素问·六元正纪大论》载："民病胃脘当心而痛。"《灵枢·厥论》说："真心痛，手足青至节，心痛甚，旦发夕死，夕发旦死。"可见真心痛是一危急证候，与胃脘痛的"心痛"绝不相同。本病可包括现代医学的急、慢性胃炎、消化性溃疡、胃神经官能症、胃痉挛等消化道疾患。本病例治疗胃脘痛的特点在于辨证准确，抓住病机，肝郁脾虚，对症治疗而得效。

第十节　大柴胡汤加减治疗腹痛病案

患者李某，女，57岁。2014年6月7日初诊。

主诉：腹痛便秘5天。

现病史：2周前因琐事与家人发生争吵，随后出现胸胁胀满的症状，并于当天与朋友一起去吃火锅。5天前患者胸胁部胀满的感觉加重，并伴有便秘、口苦、胃脘胀痛一系列症状。患者自诉平时喜吃辛辣食物。

刻下症：近2周3天解1次大便，大便球状，下午5点到7点左右腹痛。脉弦滑数尺沉，舌红苔腻。

西医诊断：慢性肠胃炎。

中医诊断：腹痛（痰热食积内停证）。

治法：清热化积通便。

手法：一指禅推法，摩法，揉法，按法，擦法，拿法，搓法。

操作方法：

（1）用一指禅推法，从背部脊柱两旁沿膀胱经顺序而下至三焦俞，往返5次，然后用较重的按揉法于肝俞、脾俞、大肠俞、小肠俞、三焦俞，约5分钟。

（2）在背部沿膀胱经循行自上而下施擦法，以透热为度。

（3）患者取仰卧位，术者用轻快的一指禅推法、摩法在腹部治疗，使热量渗透于脏腑，然后按揉中脘、天枢、气海，同时配合按揉足三里、支沟，约20分钟。

（4）拿肩井循臂肘而下，在手三里、内关、合谷等穴做较强的揉按刺激。然后搓肩臂使经络通畅，再搓抹其两胁，由上而下往返5次。

针刺取穴：中脘、天枢、气海、足三里、三阴交、丰隆、合谷、大肠俞、小肠俞。

操作方法：常规针刺，针刺泻法，留针30分钟，10分钟行针1次。

方药：大柴胡汤加减。柴胡15g，黄芩15g，枳实15g，厚朴15g，芒硝20g，瓜蒌15g，浙贝母15g，黄连6g，建曲15g，炒山楂15g，炒麦芽15g，火麻仁30g。3剂，水煎服，日1剂。

二诊：2014年6月12日。

症状：腹部疼痛缓解，后又稍有腹痛，喝药后疼痛逐步减轻，便秘减轻，排出少量大便。右脉缓滑尺沉，左脉弦细滑尺沉。舌尖红苔白。

手法：一指禅推法，揉法，按法，摩法，擦法，搓法。操作同前。

针刺取穴：中脘、天枢、气海、足三里、丰隆、合谷、大肠俞、小肠俞。操作同前。

方药：大柴胡汤加减。黄芩15g，黄连6g，枳实15g，厚朴15g，芒硝20g，浙贝母15g，炒山楂15g，炒麦芽15g，火麻仁30g。5剂，水煎服，日1剂。

三诊：2014 年 6 月 19 日。

症状：无腹痛，大便已通，质地偏干，2 天 1 次。舌红苔白稍黄，右脉缓滑略弦数尺沉，左脉弦细。

手法：一指禅推法，摩法，揉法，按法，擦法。操作同前。

针刺取穴：中脘、天枢、气海、足三里、大肠俞、小肠俞、太溪。

操作方法：常规针刺，针刺泻法，留针 30 分钟。

方药：大柴胡汤加减。黄芩 15g，黄连 6g，竹茹 15g，厚朴 15g，浙贝母 15g，炒山楂 15g，炒麦芽 15g，火麻仁 15g，建曲 15g，麦冬 10g，天冬 10g。3 剂，水煎服，日 1 剂。

后原方连续服用半月，半年后随访，诸症消失，临床痊愈。

【师徒评案】

学生： 本病开始的治疗思路是什么呢？

老师： 本例辨证为痰热食积内停，热久煎熬津液为痰，痰热互结，阻滞气机，气机逆乱则食积内停，不通则痛，故见腹痛。治疗原则为清热化积通便。推拿手法采用一指禅推法、摩法、揉法、按法、擦法、拿法、搓法，以清热化积，行气通便，收效甚佳。中药内服选用大柴胡汤加减清热行气消积。

学生： 二诊、三诊的病机把控和治疗思路的改变又是怎么体现的呢？

老师： 二诊患者腹部缓解，排出少量大便，继续前推拿手法，内服方药在一诊方基础上去柴胡、瓜蒌、建曲。

三诊患者大便已通，无腹痛，症状明显缓解。内服方药去枳实、芒硝，加竹茹、建曲、麦冬、天冬滋阴、健胃。

学生： 您可以具体讲讲用药是如何紧扣病机变化的？

老师： 本例患者用大柴胡汤加减去掉辛温的生姜及大枣，用瓜蒌、浙贝母清化痰热，润肠燥，加上三仙（神曲、炒山楂、炒麦芽）消食。这是下法中的清下之法。二诊针灸后痛减，痰热食积部分已下，腑气已通，所以脉弦减轻，舌苔白腻之象也减轻，症状也好转，但是痰热余邪未清，当继续清化痰热，虽有阴虚，以后再滋阴。因为脉弦好转，所以不用柴胡，柴胡用多容易伤肝阴，对于阴虚的人，可以不用了。三诊舌苔进一步减退，说明痰热已经清了很多了，清痰热的药也不能过用，防止伤阴，特别对于阴虚的人来说，应该时时刻刻考虑保护好阴液，患者腹痛明显好转，痰热又清了很多，说明脾胃的功能已经恢复了，可以考虑补阴了，直接补阴容易助湿，所以在清痰热的药里加上少量滋阴的药，以解决根本问题。

【传承心得体会】

腹痛是指胃脘以下、脐两旁及少腹以上部位发生疼痛，是内科常见的病症。由于腹腔中有肝、胆、胃、大肠、小肠、肾及膀胱等重要脏器，又有足三阴、足少阳、足阳明、冲脉、任脉等经脉循行，因此腹痛病症非常复杂，涉及范围广泛，凡脏腑、经脉的病变均可引起腹痛。

下篇　师徒对话

第四章　诊疗思路

学生：神经根型颈椎病的罗氏特色手法如何选择呢？

老师：在对伤科疾病临床外治手法中，罗老师继承和发展了峨眉伤科流派和杜氏骨伤的独特手法，发展出自成一派的罗氏推拿理筋手法。可以归结为"松""分""温""顺"四大手法。松法分为松筋、松骨；分法分为分腠理、分经络；温法分为温通、温散；顺法分为顺有形、顺无形。神经根型颈椎病的治疗手法亦是据此原则灵活使用。

（1）松筋、松骨

我认为："伤科疾病挛痛积聚者必有筋急。筋急则气血壅滞，痛而僵，转输不利。"因此，对于伤科疾病均应运用手法解除痉挛，松解肌肉韧带的紧张。手法主要运用点、按、揉、拍击等手法。依据以上理论创造了罗氏膀胱经推拿法、罗氏太阳通络击法、罗氏镇定点穴法等松筋手法，在神经根型颈椎病的治疗中一般选择揉法、罗氏镇定点穴法。同时，伤科疾病日久多伤骨节，骨动肉挛则成畸形。因此纠正关节错乱、移位是伤科治疗的重要方法，因骨与关节所在颇深，因此需要用足够的力量和技巧才能够达到松骨复位的目的。临床上主要运用扳法、跷法等方法。我依据以上理论创新发明了罗氏趾压踩跷法、罗氏定位颈椎扳法等，在本病治疗中一般选择罗氏定位颈椎扳法。

（2）分腠理、分经络

我认为"外有板结僵硬，内必有筋络粘连。"对于肌肉边界不清，皮肤僵硬者均应分离粘连。按照粘连所在部位分为腠理和经络。腠理粘连多在局部有强痛、胀满不适，治疗时常用推法、拿法、揉法，例如罗氏三指推拨法等。经络粘连常引起循行部位远端的不适，因此治疗时常用点按、弹拨、提捏等手法，例如罗氏提捏弹颈法、罗氏夹脊拨法等手法，在本病治疗中多选择罗氏提捏弹颈法、罗氏三指推拨法。

（3）温通、温散

我认为伤科疾病中痹证常因寒邪凝滞，因此提出了"寒瘀互结"学说。温热手法是伤科治疗中的重要组成部分。温法又根据其作用效果分为温通和温散，其循经而走，起效于远端，通调经络的手法是为温通；局部散发解除指下寒凝诸症的手法是为温散。温通用以治疗深部经络寒凝之症，常用手法为擦法等；温散用以治疗寒邪侵袭定处，肌表冷痛不仁之证，常用手法为摩法、击法等，在本病治疗中多选择擦法。

（4）顺有形、顺无形

根据中医有关气血辨证理论，我提出伤科疾病病因有有形、无形之分，有形为痰液精血、肌肉筋骨等，无形为气机寒热等。有形不通，则痛有定处，按之结聚，其形固定；无形壅滞，则痛胀走窜，按之柔软，其形不定。因此在治疗中应该和调顺逆，导达通畅，并以此为理论基础发明了包含顺法概念的罗氏膀胱经推拿法、太阳通络击法等一系列手法，在本病治疗中多选择"罗氏膀胱经推拿法"。

以上"松""分""温""顺"四纲便是我内外结合伤科疗法的指导思想。有机结合，灵活运用，可治疗神经根型颈椎病。

学生：腰椎椎管狭窄应如何诊疗，如何与腰椎间盘突出症鉴别？

老师：腰椎椎管狭窄是各种形式的椎管、神经管、椎间孔的狭窄，及软组织引起的椎管容积改变，硬膜囊本身的狭窄等引起的一系列腰腿痛及神经系统症状。而腰椎间盘突出症主要是因为腰椎间盘各部分（髓核、纤维环及软骨板），尤其是髓核，有不同程度的退行性改变后，在外力因素作用下，椎间盘的纤维环破裂，髓核组织从破裂之处突出（或脱出）于后方或椎管内，导致相邻脊神经根遭受刺激或压迫，从而产生腰部疼痛，一侧下肢或双下肢麻木、疼痛等一系列临床症状。

腰椎椎管狭窄应用针灸推拿等方法的治疗目的在于改善相对狭窄的状态，缓解腰腿痛及神经系统症状。治疗原则是活血祛瘀，通络止痛。①手法治疗常用擦、揉、罗氏三指推拨法、罗氏镇定点穴法、罗氏震颤松腰法、腰椎侧扳法、罗氏趾压踩跷法等。②针灸治疗可取腰阳关、肾俞、大肠俞、气海俞、命门、环跳、风市、委中、昆仑、八髎穴等穴位。

学生：肩袖损伤与肩周炎如何鉴别？针灸推拿治疗是否有差别？

老师：肩周炎多是由于滑膜炎和关节囊纤维化共同作用形成，主要表现是肩关节周围弥漫性疼痛，伴肩关节严重活动受限，主要是肩关节外旋功能受限。而肩袖损伤多是由于外伤或反复运动所致，主要症状是肩关节疼痛，被动活动通常没有受限，主要是抬胳膊无力。肩袖损伤经常会合并肩周炎存在，肩周炎偶尔也会合并肩袖损伤，两者的鉴别诊断首先看肩关节的活动受限情况，核磁共振检查可以明确诊断。肩周炎主动运动和被动运动均受限，而肩袖损伤主动运动受限，被动运动多无受限。

肩周炎急性期治疗手法宜轻柔，以疏通经络、活血止痛为主，改善局部血液循环，促进炎症水肿吸收为主；慢性期以关节功能障碍为主症，手法宜深沉，以松解粘连、滑利关节为主，促进关节功能恢复；恢复期在关节粘连的基础上肌肉萎缩明显，宜采用擦法、揉法等，以促进局部血液循环，防止肌肉萎缩，促进萎缩肌肉恢复，并需加强肩关节功能锻炼以促进功能恢复。

肩袖损伤的急性损伤手法宜轻柔和缓，以免加重损伤；慢性损伤手法宜深沉，使手法作用力直接作用于病变部位。急性期适当限制肩部活动，缓解期主动配合肩部功能锻炼，有助提高疗效。

学生：突发性耳聋您是如何辨证的，针刺治疗有何思路？

老师：突发性耳聋属于中医学"暴聋"范畴，主要症状以听力减退最多见，往下依次为耳鸣、眩晕、耳闷塞感、耳胀等症状，舌脉以舌淡暗，苔薄白，脉沉缓为最多见。突发性耳聋可分为肾精亏虚型、痰火郁结型、肝火上扰型、气滞血瘀型、外感风邪型。其中气滞血瘀型为多，血瘀耳窍为最主要的病机；外感风邪者以肺气不宣为主要病因，发病较急，多有感冒病史，听力突然下降，伴有耳闭闷感，鼻塞，咳嗽，痰涕清稀，舌薄白，脉浮。因肺经之结穴在耳中，鼻与耳相通，肺气不宣，鼻窍不通，则耳失聪敏。痰火郁结者必伴有耳内阻塞感及胀满感。痰多，头脑昏重或胀，胸脘痞闷，口苦，大便秘结，小便色黄；舌红苔黄腻，脉弦滑。肝火上扰者易怒，或易郁，大凡都易激动。肝主疏泄，若肝气失和，则气血运行无常，易生他病。《素问·脏气法时论》："厥阴与少阳气逆，则头痛，耳聋不聪。"发病迅速，常在短时间内完全失听，多伴耳鸣，高亢刺耳，如闻汽车、飞机声，使人烦躁不安，时有阵发性加剧，还常伴头脑胀痛，昏晕目眩，口苦、面赤，两胁作痛。气滞血瘀者常伴耳胀闷堵塞感或耳痛，耳鸣不止，或伴眩晕；舌质暗红或有瘀点，脉涩。肾精亏虚者耳鸣，腰膝酸软，性功能减退，男子精少，女子天癸早竭，过早衰老，神疲健忘，昼尿频多、尿后余沥不净、夜尿清长、小便失禁、遗精频作、舌淡苔少，脉沉细；以上证型不能截然分开，临床上往往兼证比较多。

针刺治疗突发性耳聋选穴需是远近配合、循经取穴。多选取耳周腧穴为主治穴，例如听宫、听会、耳门、翳风、完骨等；十二正经中，以足少阳胆经及手少阳三焦经腧穴应用最多。根据证型不同而辨证选穴，以局部选穴和远端配穴相结合，若证属外感风邪，可配外关、风池、合谷等疏风解表，以利耳窍；若证属肝胆火旺，可配侠溪、中渚、太冲、丘墟等腧穴清泻肝胆火而清耳窍；若证属痰火瘀结，可配丰隆、足三里、阴陵泉等腧穴以清热化痰，通耳窍；若证属脾气虚弱，可配足三里、关元、气海以益气健脾以荣耳窍；若证属肾精不足可配常太溪、肾俞等腧穴补肾益精。

学生： 颅脑外伤案的辨证治疗要点有哪些？

老师： 颅脑外伤为脑部外伤后脑络受损、气滞血瘀、经络不通、不通则痛。临床常分为气滞血瘀型、气血两虚型、心肾不交型、痰浊蒙窍型、肝郁气滞型、痰火瘀闭型。其病机主要在于经脉痹阻不通，使肢体活动不利。各证型的治疗应分别给予祛风、化痰、调气、开窍等治疗大法，重在通过治疗使经脉痹阻缓解，经络通则肢体利，各类证型的治疗均可酌情用虫类搜风逐邪、通达脑络，如全蝎、蜈蚣、水蛭、鳖甲、地龙、僵蚕等。针刺的作用主要有调和气血，通经活络。常选百穴、风池、哑门、十宣、涌泉，言语不清，吞咽困难者加上廉泉，听觉障碍加听宫、听会，烦躁失眠加内关、神门、太冲，眼睑下垂加阳白、合谷，口角歪斜加地仓，上肢瘫痪加曲池、外关、合谷，下肢瘫痪加环跳、阳陵泉、足三里、悬钟。推拿治疗的原理同内治原理，配合针灸，共同起到通经活络的作用，助患者的恢复。

学生：您对颈咽综合征的诊疗有何思路，如何与单纯的慢性咽炎鉴别？

老师：颈咽综合征是指由于各种病因导致的颈椎病变引起颈椎轻度错缝、移位及增生造成咽喉部的肌肉与黏膜被刺激、牵拉、挤压，使组成咽丛的各神经支及颈交感神经分支紧张，通过神经的反射和传导作用，使咽部发生感觉异常，产生一系列临床症状的病证。大多数临床医师容易忽视此病，面对兼有颈、咽二症的患者，常将其割裂来看。慢性咽炎为临床常见病、多发病其症状多有咳嗽咽痒，咽部有异物感，且咽之不下，咳之不出，与中医学"梅核气"相类似。若颈椎椎体见骨质增生，尤其是椎体前缘，咽部异物感可随颈椎活动减轻或者加重，则应多考虑为颈咽综合征。

学生：求问斑秃的辨证论治及用药思路？

老师：斑秃临床辨证可分为 4 种证型：

①血虚风燥证：突然脱发成片，偶有头皮瘙痒，或伴头部烘热；心烦易怒，急躁不安；舌淡红，苔薄，脉弦。

治法：养血祛风。

药用：丹皮、赤芍、山茱萸、茯神、当归、川芎、白芍、熟地黄、菟丝子、桑叶等。

②气滞血瘀证：脱发前先有头痛或头皮刺痛等症状，继而斑块脱发，日久全秃，兼有夜多噩梦，烦热失眠；舌红，边有瘀点，脉涩。

治法：理气活血。

药用：柴胡、生地黄、当归、川芎、赤芍、桃仁、红花、桑叶等。

③气血两虚证：多为疮后、病后、产后或久病，脱发渐渐加重，范围由小到大，头皮松软光亮，轻微触摸即脱发；唇白，心悸，气短神疲，头昏嗜睡，倦怠无力；舌淡红，苔薄白，脉细。

治法：气血双补。

药用：黄芪、当归、川芎、熟地黄、白芍、党参、白术、茯苓、甘草、远志等。

④肝肾不足证：平常头皮焦黄或花白，头发大片而均匀脱落，年龄较长，伴面色苍白，肢冷畏寒，头晕耳鸣，腰膝酸软；舌淡，脉沉细。

治法：补肝益肾。

药用：制何首乌、补骨脂、枸杞子、菟丝子、牛膝、黑芝麻、女贞子、旱莲草等。

学生：便血如何辨证？为什么用黄土汤？

老师：便血根据其颜色、性状不同有以下几种表现：①鲜血便，血便颜色鲜红，血液和大便不混合，多见于肛裂和内痔，肛裂的患者会有疼痛感，排便不畅，内痔患者先便后血，多无疼痛感。②黑便，即柏油样便，大便颜色发黑，如柏油状，常见于胃出血或肠道远端出血。③黏液脓血便，大便带有鲜血，同时还有鼻涕样黏液，患者排便前有腹痛、排便不尽、里急后重等感觉，常见于直肠或结肠内肿瘤及炎症。④隐血便，小量的消化道出血一般不会引起大便颜色的改变，只在大便隐血试验时呈阳性。

便血色红黏稠，大便不畅或稀溏，或有腹痛，口苦，舌质红，苔黄腻，脉濡数者，属肠道湿热证。便血色红或紫黯，食少，体倦，面色萎黄，心悸，舌质淡，脉细，属气虚不摄证。便血色紫黯，甚则黑色，腹部隐痛，喜热饮，神疲懒言，便溏，舌质淡，脉细，属脾胃虚寒证。

黄土汤方是常用的止血方，具有温阳健脾、养血止血的功效，该方温阳健脾以治本，兼有养血止血以治标，该方标本兼顾，寒热并用，刚柔相济，温阳不伤阴，滋阴不碍阳。临床多用于脾阳不足，脾不统血所致的大便下血，吐血，衄血，妇人崩漏，血色暗淡，四肢不温，面色萎黄，舌淡苔白，脉沉细无力等症。

第五章 鉴别诊断

学生：椎动脉型颈椎病的头晕、恶心与交感神经型颈椎病的头晕、心慌等症状有无鉴别要点？

老师：椎动脉型颈椎病和交感神经型颈椎病的诊断本身存在争议，又由于解剖和生理病理原因，椎动脉型颈椎病与交感神经型颈椎病在病因及临床表现上有很多交叉之处，这就给临床上对椎动脉型颈椎病与交感神经型颈椎病鉴别造成了困难。

首先，在临床表现上椎动脉型颈椎病侧重血管受压、供血不足的症状，交感神经型颈椎病则表现为交感神经兴奋或抑制的症状，患者出现不同节段交感神经反射症状，如视觉障碍、耳鸣、眼球震颤、肌力减弱、腱反射亢进等复杂证候，也称 Barre-Lieou 症候群，这与参加反射的节后纤维的受累性质与数量密切相关。交感神经型颈椎病导致的不典型心绞痛即是其中特殊类型之一。交感神经型颈椎病的症状不仅有椎动脉型颈椎病的表现，还有其他交感神经功能紊乱的症状，即交感神经兴奋或抑制症状，如头痛、头晕、心动过速、肢体发凉等，或心动过缓、血压偏低、胃肠蠕动加强、流泪、鼻塞等，有近 1/3 的患者没有颈椎病的其他症状。其次，在辅助检查上交感神经型颈椎病血管造影无椎动脉狭窄，可以与椎动脉型颈椎病相鉴别。在椎动脉型颈椎病和交感神经型颈椎病这二型颈椎病中，彩色多普勒超声检查的结果是不同的，其中椎动脉型颈椎病的阻力指数（RI）、搏动指数（PI）均比交感神经型颈椎病患者高。

学生：颈型颈椎病和神经根型颈椎病如何鉴别？

老师：颈型颈椎病是颈椎退变后椎节松动、失稳引起颈椎局部肌肉的防御性痉挛，并直接刺激分布于后纵韧带和两侧根袖的窦椎神经末梢，产生颈部症状。发病时间多在晨起或长时间低头工作或学习后，常在过劳或遇到寒冷刺激时症状加重。此型较常见，症状虽然较轻，但如果处理不当，则易发展成其他类型。

神经根型颈椎病主要是由于颈椎间盘向后外侧突出和从椎体边缘、关节突关节、钩突关节后侧陷凹及椎间孔长出的骨赘，关节突关节上下错位，使椎间孔纵向狭窄；韧带松弛，椎体滑脱，使椎间孔横向变窄；神经根袖处粘连和瘢痕挛缩等原因，引起脊神经根的刺激或压迫，所产生的一系列症状。因为其病理变化复杂，临床症状也有很大差异，若以前根受压为主，则出现肌力的改变明显，肌张力减低，更甚者肌肉萎缩；若以后根为主，则表现感觉障碍为主。

颈型颈椎病以青壮年居多，但颈椎管矢径较宽者发病年龄亦可偏大，常见症状为颈肩部疼痛，酸胀不适感。患者常诉颈部突然疼痛不适，颈部僵硬、无力或软弱，任何姿势都不舒服。部分患者有颈部活动受限，少数患者可有一过性上肢麻木，但无肌力下降及行走障碍。

神经根型颈椎病因引起根性受压的原因不同而轻重不一，髓核突出使局部窦椎神经直接遭受刺激而多伴有明显的颈部痛、椎旁肌肉压痛及颈部强迫立正式体位，颈椎棘突或棘间直接压痛或叩痛多为阳性。根性痛多见，其范围与受累椎节的脊神经分布区相一致，同根性痛相伴随的是该神经分布区的其他感觉障碍，以手指麻木、感觉过敏及皮肤感觉减退最常见。

体征：颈型颈椎病的颈椎生理曲度减少或消失，棘突间及棘突旁可有压痛。神经根型颈椎病肌力障碍常以前根受压者最明显，早期肌张力增高，腱反射活跃，但很快减弱，并出现肌萎缩症，严重者反射消失。受累神经参与的腱反射的反射弧出现异常，早期表现为活跃，中后期减弱或消失，单纯根性受累不应有病理反射，如伴有病理反射，则表示脊髓同时受累。引颈试验、臂丛神经牵拉试验、叩顶试验常可呈阳性。

检查：颈型颈椎病为 X 射线片示颈段脊柱曲度改变或椎间关节不稳，具有双边、双突、双凹、增生等改变，侧位伸屈动力摄片部分病例可发现椎间隙松动，表现为轻度梯形变，或屈伸活动度大。MRI 检查除髓核可有早期变性征象外，少数病例可发现髓核后突。

神经根型颈椎病 X 射线侧位片可见颈椎生理前凸减小、变直、成"反曲线"，椎间隙变窄，病变椎节有退变，前后缘有骨赘形成。伸屈位侧位片可见有椎间不稳，在病变椎节平面常见相应的项韧带骨化。斜位片可见椎间孔狭窄。MRI 成像可显示椎间盘变性，髓核后突，大多偏向患侧，亦可见黄韧带肥厚等相应改变。CT 检查对发现韧带钙化、骨化改变较好。

诊断标准：①颈型颈椎病：颈部、肩部及枕部疼痛，头颈部活动因疼痛而受限。查体可有颈肌紧张，枕神经有压痛，C2 横突处压痛，棘间及棘旁可有压痛。X 射线片上显示颈椎曲度改变，动力摄片上可显示椎间关节不稳与松动及梯形变。MRI 检查可有轻度间盘变性。

②神经根型颈椎病：具有典型的根性症状，其范围与受累椎节相一致，颈肩部、颈后部酸痛，并随着神经根分布区向下放射到前臂和手指，相应皮肤区域可有痛觉过敏，抚摸有触电感，神经根支配区域可有麻木及明显感觉减退。臂丛神经牵拉试验多为阳性。X 射线正位显示钩椎关节增生，侧位片生理曲度变直或消失，椎间隙变窄，骨刺形成，斜位片示相应椎间孔狭窄，伸屈动力位片示颈椎不稳。CT 及 MRI 检查提示神经根受压。

学生：类风湿性关节炎和神经根型颈椎病如何鉴别，中医治疗类风湿性关节炎是如何辨证的？

老师：神经根型颈椎病是临床上比较常见的一类颈椎病，是由于颈椎的一系列的退行性改变（如骨质增生、韧带的肥厚或者钙化、颈椎间盘突出），压迫或刺激到神经根，而在神经根分布区域产生一些放射痛、麻木、无力等一系列症状。

类风湿性关节炎为多发性对称性指掌等小关节炎或脊柱炎。后期常伴有关节畸形，指间关节呈梭形肿大，并发心脏损害较少。X 线显示关节面破坏，关节间隙变窄，邻近骨组织有骨质疏松。

类风湿性关节炎属于中医"痹证"范畴，风寒、湿、热、毒、劳伤、产后及七情失调均为类风湿性关节炎发病的诱因。其发病主要内因是肝肾不足或劳累过度耗损正气，致素体正气亏虚，外邪入侵，复感风寒湿，气血痹阻不通，关节闭涩，或风、寒、湿、热之邪留滞筋骨关节，久之损伤肝肾阴血，筋骨失养，故见关节肿痛、僵硬、屈伸不利、活动障碍、筋挛肉卷。可按行痹、痛痹、着痹辨证论治。

行痹：属风气盛者，肢体关节疼痛，游走不定，多见于腕、肘、踝、膝等关节，屈伸不利，或伴有恶寒、发热等表现，舌苔薄白，脉浮。

痛痹：属寒气盛者；肢节关节疼痛较剧，痛有定处，痛如椎刺，得热则减，遇寒则剧，关节屈伸不利，局部有冷感，苔白脉弦紧。

着痹：属湿气盛者；肢体关节疼痛以重者麻木为主，病有定处，甚则关节肿胀，手足笨重，活动不便，舌苔白腻，脉象濡缓。

学生：如何从病因病机、临床表现鉴别实秘与虚秘？

老师：便秘的病因是多方面的，其中主要的有外感寒热之邪，内伤饮食情志，病后体虚，阴阳气血不足等。本病病位在大肠，并与脾胃肺肝肾密切相关。脾虚传送无力，糟粕内停，致大肠传导功能失常，而成便秘；胃与肠相连，胃热炽盛，下传大肠，燔灼津液，大肠热盛，燥屎内结，可成便秘；肺与大肠相表里，肺之燥热下移大肠，则大肠传导功能失常，而成便秘；肝主疏泄气机，若肝气郁滞，则气滞不行，腑气不能畅通；肾主五液而司二便，若肾阴不足，则肠道失润，若肾阳不足则大肠失于温煦而传送无力，大便不通，均可导致便秘。然而，便秘总以虚实为纲，冷秘、热秘、气秘属实，阴阳气血不足所致的虚秘则属虚。便秘分虚实，实证邪滞大肠，腑气闭塞不通；虚证肠失温润，推动无力，导致大肠传导功能失常，形成便秘。辨寒热虚实，粪质干结，排出艰难，舌淡苔白滑，多属寒；粪质干燥坚硬，便下困难，肛门灼热，舌苔黄燥或垢腻，则属热；年高体弱，久病新产，粪质不干，欲便不出，便下无力，心悸气短，腰膝酸软，四肢不温，舌淡苔白，或大便干结，潮热盗汗，舌红无苔，脉细数，多属虚；年轻气盛，腹胀腹痛，嗳气频作，面赤口臭，舌苔厚，多属实。各种病因病机之间常常相兼为病，或互相转化，如肠胃积热与气机郁滞可以并见，阴寒积滞与阳气虚衰可以相兼；气机郁滞日久化热，可导致热结；热结日久，耗伤阴津，又可转化成阴虚等。

学生：如何鉴别中风与口僻、痫证、厥证、痉证？

老师：口僻，俗称吊线风，主要症状是口眼㖞斜，口僻之口眼㖞斜，常常伴耳后疼痛，而无半身不遂或神志障碍等表现，多因正气不足，风邪入于脉络，气血痹阻所导致，不同年龄均可罹患。痫证，痫证为阵发性神志异常的疾病，突然发作仆倒于地时常伴有口中作声，声如猪羊啼叫，四肢频频抽动而口吐白沫。中风，则仆地无声，一般无四肢抽搐及口吐涎沫的表现，常常伴有单侧肢体无力或麻木、单侧面部麻木或口角㖞斜、言语不清、视物模糊、恶心呕吐等症状；痫证之神昏多为短暂性，移时可自行苏醒，醒后一如常人，或留有轻度头昏、乏力等症状，但可再发；中风患者昏仆倒地，其神昏症状严重，持续时间长，难以自行苏醒，需及时治疗方可逐渐清醒。中风多伴有半身不遂、口眼㖞斜等症状，亦与痫证不同。厥证，厥证也有突然昏仆、不省人事之表现，一般而言，厥证神昏时间短暂，发作时常伴有四肢逆冷，一般移时可自行苏醒，醒后无半身不遂、口眼㖞斜、言语不利等表现。痉证，痉证以四肢抽搐、项背强直，甚至角弓反张为主症，发病时也可伴有神昏，但痉证患者之神昏多出现在抽搐之后，而中风患者多在起病时即有神昏，而后可以出现抽搐。痉证患者抽搐时间长，中风患者抽搐时间短。痉证患者无半身不遂、口眼㖞斜等症状。

学生：在临证中如何鉴别便秘中气不足证与脾肾阳虚证？

老师：中气，脾胃气也，后天之本。中气不足即脾胃之气虚弱、运化失职。症见面色黄而少华，唇淡或黯，食欲不振，食后腹胀，眩晕，声低，气短，倦怠乏力，便溏。若兼见胃痛则痛而喜按，舌嫩苔厚，脉虚等。脾肾阳虚指脾阳肾阳均有亏虚，脾阳虚则不能腐熟水谷而下利清谷，甚则脾气下陷则滑脱不禁，肾主二便，肾阳虚故可见五更泄泻，下焦虚寒故少腹冷痛，肾虚则腰膝酸软无力。肾脏阳气虚亏，则气化不利而水无所主，又脾脏阳虚水无所制，故小便不利而肢体浮肿，甚则水聚腹中则腹胀如鼓。肾为先天之本，脾为后天之本，脾肾阳气虚衰则全身脏腑无以温养充实，气血无以滋生，故形寒肢冷、面色苍白。舌淡胖、苔白滑，脉沉细亦为阳虚阴盛的表现。两证首先从脏腑病位上来区别，中气不足证主要涉及脾胃相关脏腑经络表里，而脾肾阳虚证除了脾胃还可累及肾、膀胱相关脏腑经络表里。其次从气血阴阳表里虚实辨证来讲，中气不足证主要为脾胃气虚的表现，脾肾阳虚证主要表现为脾肾阳不足的虚弱寒冷之象。在实际临证中需要我们四诊合参，仔细揣摩，认真辨别，抓住主要的辨证要点，方可巧立方药，直中要害。

学生："真心痛"与"胃脘痛"的异同有哪些？

老师：心在脘上，脘在心下，故有胃脘当心而痛之称，因为其部位相近。胸痹之不典型者，其疼痛可在胃脘部，所以容易混淆。但是胸痹与胃脘痛还是有很多不同的，胸痹的疼痛以闷痛为主，为时极短，虽然与饮食有关，但休息、服药后常常可以缓解。胃脘痛也与饮食相关，但是疼痛以胀痛为主，局部有压痛，这点我们要注意，所以门诊的时候要多给患者查体。还有胃脘痛疼痛持续时间较长，常伴有泛酸、嘈杂、嗳气、呃逆等胃部不适症状。

真心痛是胸痹的进一步发展，表现在心痛剧烈，甚则持续不解，心痛剧烈是典型表现，同时伴有汗出、肢冷、面白、唇紫、脉微或结代等危重急症。冠心病的发生是引发胸痹心痛的一种比较常见的病因，冠心病的产生主要是动脉发生粥样硬化病变导致动脉腔狭窄，从而引发患者体内血流受到阻碍，导致心脏缺血，从而引发胸痹心痛的发生，虽然说老年人是冠心病的一个高发人群，但是年轻人也绝对不能忽视。另外脉结代可作为部分患者的鉴别点之一。另外真心痛患者还可能有高血脂等慢性病病史。所以通过望闻问切及视触叩听能做初步判断。临床中就需要大家提高中西医诊疗水平，扎实中医诊断基础，询问病史时尽量详细，不错过一些细节。对症状不典型者，我们还可以通过心电图等检查做出分析判断。

第六章 治疗特色

学生：脊髓型颈椎病的手法治疗与神经根型颈椎病的区别在哪里？

老师：颈椎病的治疗方法很多，推拿是治疗颈椎病的一种常用方法，通过推拿按摩可缓解局部肌肉痉挛，改善局部血液循环，加强颈部肌肉的力量，增加颈椎的稳定性，达到解除症状的目的，它适用于大多数颈椎病患者。脊髓型颈椎病和神经根型颈椎病的治疗目的都有以上几点。运用罗氏手法中"松"的手法，可以作为两种颈椎病的放松手法。但是其他手法又有差别。

脊髓型颈椎病与神经根型颈椎病手法治疗的区别在于：①推拿治疗的重点部位不一样，神经根型颈椎病手法治疗的重点在臂丛神经等位置，脊髓型颈椎病治疗的重点除了颈部，对症状明显者还有四肢及背部等治疗部位。②治疗手法的区别：神经根型颈椎病治疗常用较重的点按手法及扳法调整关节位置，脊髓型颈椎病一般不用较重的手法。这是因为脊髓型颈椎病其病理特点是突出的颈椎间盘组织、增生的骨赘、后纵韧带肥厚对脊髓造成压迫；或由于压迫供应脊髓的血管原因，导致脊髓缺血、变性，并由此而引起脊髓损害的颈椎疾病。对于脊髓型颈椎病，推拿手法不宜过重。神经根型颈椎病可以配合牵引治疗，脊髓型颈椎病一般较少用该方法。

学生：萆薢分清饮治疗腰痛与肾着汤治疗腰痛有何区别？

老师：《医学心悟》萆薢分清饮，此方由萆薢、黄柏、白术、茯苓、莲子心、丹参、车前子诸药组成，以川萆薢、石菖蒲利湿，同时合用黄柏、白术、茯苓、莲子心、丹参、车前子，诸药共达清热利湿之功，临床上主要用于治疗内热烦渴，自汗，二便赤涩，腰部酸痛沉重，偶伴有热感，甚则肢节红肿，脉数，苔黄腻等症状的湿热型腰痛。而肾着汤又名甘姜苓术汤，《金匮要略·五脏风寒积聚病脉证并治》："肾着之病，其人身体重，腰中冷，如坐水中，形如水状，反不渴，小便自利，饮食如故，病属下焦，身劳汗出，衣里冷湿，久久得之，腰以下冷痛，腰重如带五千钱，甘草干姜茯苓白术汤主之。"即肾着汤，该方由甘草、白术、干姜、茯苓四味药组成，干姜辛热温中暖脾，白术甘温健脾燥湿，为主药，辅以淡渗利湿的茯苓，加甘草和脾胃调诸药，适用于寒湿凝滞、经脉受阻的身重、腰部冷痛，"腰为肾之府"，出现腰部冷痛治疗思路往往是温肾助阳，但寒湿之邪留着肌肉，而脾主肌肉，所以通过健脾温中祛湿以治疗腰及腰以下冷痛症，往往会收到意想不到的效果，这也是该方的最大特点。湿重者重用茯苓、白术；身重乏力者重用白术、甘草；寒重者重用干姜或加附子、狗脊等。

学生：退行性膝关节炎临床表现以膝关节肿胀、疼痛为主要症状，大多数肿胀都来源于膝关节腔积液，针对关节积液手法治疗有哪些问题需要注意？

老师：膝关节积液，是由于关节滑膜急慢性炎症所引起，一般多见于创伤和膝关节退行性骨关节炎。正常的滑膜组织仅分泌少量滑液，以润滑骨关节面，减少软骨磨损和维持软骨营养供应，清除代谢产物。当关节滑膜层损伤后，由于滑膜组织结构疏松，在炎症、充血的情况下，大量血浆成分从滑膜组织中渗出，超出了所能重吸收的速度，引起关节腔积液。由于关节容积增大，故患者膝部呈弥漫性肿胀，两膝眼变浅或消失，按压髌骨以上区域，将髌上囊内液体压挤到膝关节腔后再用手指按压髌骨，有明显的浮动感。滑膜炎急性发作时膝关节红肿热痛明显，不建议使用手法治疗，可以外敷金黄散等清热解毒，消肿止痛，或关节腔注射消炎止痛药。急性期红肿热痛明显改善后，可以采用推拿手法治疗，疗效稳定，无副作用，可重复治疗，值得推广。手法操作如下。

选穴：健膝（髌骨上缘正中上三寸）、膝眼、髌周、伏兔、血海、阴陵泉、足三里。

手法：按揉、滚法、膝关节被动运动、擦法。

操作：①患者仰卧，先用拇指按揉健膝穴 2～3 分钟，再按揉伏兔、血海、阴陵泉、足三里穴各 1 分钟。②应用滚法，自腹股沟部到髌骨，在股四头肌表面操作，上下往返 3～5 次。③在患膝髌骨周缘，在髌骨内上角、两膝眼处做重点治疗，以小指掌指关节处吸附于膝眼进行滚法操作，另一手握住踝关节上方，缓缓将膝关节前屈至限制位，略回复后做一短促有控制的屈膝扳动，扩大屈膝幅度 3°～5°。④患者俯卧，术者用滚法在腘窝处操作，重点刺激股二头肌腱与半腱半膜肌腱附着处，另一手握住踝关节，缓缓将膝关节伸直到限制位，略回复后做一短促有控制的伸膝扳动，扩大伸膝幅度 3°～5°。⑤患者仰卧，术者按揉健膝穴 1～2 分钟，按揉髌骨周缘 2～3 周，沿髌上囊表面、膝关节间隙用擦法，透热为度。

学生： 如何理解"本在骨，病源在血其根在骨"，必须坚持活血化瘀、强筋骨的髋痹（股骨头坏死）治疗原则？

老师： 中医将股骨头缺血性坏死归属于"骨蚀""骨痿"范畴。引起本病的外邪以寒邪、湿邪为主，髋部劳损，血脉瘀滞局部，寒湿之邪又趁机内侵，滞留关节加重凝滞，或长期坐卧湿地，致使寒湿内侵，久则凝结为痰，阻滞经络，经络气血不通，周身运化失常；又因肾精亏耗，致使股骨头局部失去濡养，骨痿成痹，而成本病。《诸病源候论》指出："血之在身，随气而行，常无停积。若因坠落损伤，即血行失度，随伤损之处，即停积。"《灵枢·本脏》云："血和则经脉流行，营复阴阳，筋骨劲强，关节清利矣。"故血行失度，壅塞不通致瘀而疼痛。活血化瘀是其主要治疗原则。故曰其病本在骨，但根源是营气亏虚，化生无权。因肾主骨生髓，营血化生要依靠肾精充足，补肾益精填髓是根本，因此曰其病源在血，而根在肾。

治疗本病仍然应强调中医的整体观念，该病本在骨，病源在血，其根在肾。疾病表现在髋部疼痛，病位在骨，血瘀凝滞是其病机，病源在血，只有活血化瘀才能使瘀血散去而生新，经络通畅，骨得营血之濡养，即遵循《内经》中"经脉畅通，气血即行""通则不痛"的痹证理论。因肾主骨生髓，肾精虚少，骨髓空虚，则骨骼失养，故其根在肾，还应补肾益精壮骨。在活血化瘀的同时，佐以补肾壮骨，扶正祛邪。所以活血化瘀、补肝肾、强筋骨为其治疗原则。

学生： 鸡鸣散也可治疗痛风性关节炎？与四妙散相比，二者有何异同？

老师： 鸡鸣散出自《类编朱氏集验医方》，为祛湿奇方，主治脚气。具有行气降浊，宣化寒湿之功效。《医方概要》曰：脚气之病，乃胃有湿痰积饮，肝胆之气不能升化而郁塞，下走三阴之络，致足肚胫中胀痛，故名脚气。其药物组成为吴茱萸、生姜，辛温散寒，配以陈皮、槟榔辛温，利气导滞、行水祛积，合力祛除寒逆秽浊之邪。兼有木瓜舒筋解痉、活络化湿以为辅。妙在桔梗宣上达下，通利三焦。苏叶辛香温散，透表宣卫，表里通和，久则湿邪逐下而去。因其病症每甚于日暮阴盛之时，于五更服之，故名鸡鸣散，趁阳升阴未逆之际，使药力行而胀痛除也。因此该方可用于治疗痛风性关节炎辨证为寒湿痹阻之证，病情较长，症状迁延反复，留为阴邪，湿浊瘀滞内阻者。

而与四妙散之清热燥湿相比，四妙散主治湿热下注之痿痹，苍术辛、苦、温，具有燥湿健脾、祛风散寒之功效，取其苦温燥湿之功，除湿邪之来源。黄柏苦、寒，具有清热燥湿、泻火解毒之功；薏苡仁甘、淡、微寒，具有健脾渗湿、排脓除痹之效；牛膝苦、甘、酸、平，具有活血通经、补肝肾、强筋骨、利尿通淋的功效，可兼领诸药之力直入下焦，有利于关节功能恢复。四药合用，湿热去，痹证除，可用于湿热下注导致痿软、肿痛诸证。全方以清利湿热为主，前者以宣化寒湿为效，但二者均具祛湿除痹之功，在临证之中应注意两者之区别。

学生： 以老师的辨证特色，感冒病的多经合病如何抓主症？

老师： 内科诸疾与伤科最大的不同就在于伤科疾病其病多在外，病在外者显而易见，筋骨肌肉虽内联脏腑，对症治疗常能缓解症状。而内科疾病虽有外候，但总由脏腑所发，外候错综复杂，一时偏颇，则处方难以见效。因此，准确地把握病因、病机就显得尤为重要。而病因、病机的把握，重中之重便是寻得主症，主症明晰对病情的判断自然就准确无误。如何抓住主症，进而为后面的诊疗方案提供基础？①主症与主诉具有高度的重合性；②主症能够准确反映脏腑病机；③主症能够串联起整个疾病的大多数证候。

　　经方体系治疗感冒，首先要有六经的概念。每个阶段表现出来的主症、时间、患者体质都不尽相同，随证而转，根据患者当下的证候治疗感冒。感冒的首发症状是以表阳证为主，正邪交争于肌表，人一始得病，人体机能表现为亢奋的、发烧的、兴奋等太过的表现，为阳证。而少阴病，表现为精神不振，阳气不足，正气虚弱，脉微细等不及的表现，为阴证。表阳证与表阴证是不同的，所以懂得六经才能治感冒。有了经方体系，治疗感冒病的多经合病我们就能够更准确地获得主症，获得了主症则能够由主症而知脏腑病机、病理变化情况。因此临床诊疗，抓主症是判断病机、病位的最快捷的方式，是诊断准确的基础，也是进一步治疗的基本支撑。主症明了，治疗起来才会得心应手。

第七章　疾病认识

学生：如何理解吴鞠通《温病条辨》湿温病初起治疗"三禁"之说？

老师：吴鞠通在治疗湿温病初起阶段，提出了"三禁"之说，即禁汗、禁下、禁润。"汗之则神昏耳聋，甚则目瞑不欲言；下之则洞泄；润之则病深不解。"（《温病条辨》上焦篇 43 条）吴氏的三禁，是指湿温病初期，湿重于热时而言的，并非指湿温病的全过程。他说："世医不知其为湿温，见其头痛、恶寒、身疼痛也，以为伤寒而汗之。汗伤心阳，湿随辛温发表之药蒸腾上逆，内蒙心窍则神昏，上蒙清窍则耳聋、目瞑、不欲言。见其中满不饥，以为停滞而大下之，误下伤阴，而重抑脾阳之升，脾气转陷，湿邪乘势内溃，故洞泄。见其午后身热，以为阴虚而用柔药润之，湿为胶滞阴邪，再加柔润阴药，二阴相合，同气相求，遂有锢结而不可解之势。"此湿温初起之三禁不可不知。

湿温病多发生于夏秋之交，起病较缓，初起可见"头痛恶寒，身重疼痛，面色淡黄，胸闷不饥，午后身热，舌白不渴，脉弦细而濡"等临床表现，乃湿热之邪郁遏卫气所致。正治当应用芳香宣气化湿之剂，三仁汤有清利湿热、宣畅气机的功效，主治湿温初起，头痛恶寒，面色淡黄，身重疼痛，午后身热，胸闷不饥等。是治疗湿温初期，邪在气分，湿重于热的常用方剂。究其病因，一是外感时令湿热之邪；一是湿饮内停，再感外邪，内外合邪，酿成湿温。如薛生白所言："太阴内伤，湿饮停聚，客邪再至，内外相引，故病湿热。"然这些症状，若辨证不清，容易误用汗、下、润诸法，伤正留邪，故不可不察。

学生：强直性脊柱炎的主要临床表现有哪些？

老师：（1）症状：持续渐进性的腰背部酸痛和腰骶部不适，夜间或长时间静止后疼痛加剧。可伴有轻度间歇性或两侧交替出现的坐骨神经痛。腰部活动受限，早期感腰部僵硬，运动不灵活，尤其是脊柱侧弯、下蹲运动受限，清晨起床时尤为明显，稍活动后有所好转。晚期随着病情的发展，脊柱活动度越来越小，脊柱逐渐出现屈曲畸形，患者不能直腰，不能抬头平视。肋椎关节强直则胸廓的扩张运动受限，胸腔容积缩小，心肺功能受到影响。本病约30%患者四肢关节也被累及，但远端小关节则极少受影响，约20%患者伴有虹膜炎。

（2）体征：腰椎生理前凸消失甚至出现反弓，胸椎后凸增加和颈椎向前屈曲等，形成"驼背"畸形；脊柱两侧骶棘肌显著痉挛，脊柱僵硬，一侧或两侧骶髂关节及腰部有明显压痛和叩击痛。

（3）理化检查：X线检查：早期骶髂关节可见骨质疏松，腰椎小关节模糊；中期关节间隙变窄，软骨下骨质呈锯齿状破坏；晚期关节发生骨性强直，小关节融合，关节囊及韧带钙化、骨化，脊柱呈竹节样改变。实验室检查：活动期血沉增快，抗"O"不高，类风湿因子多为阴性，抗原HLA-B27多为阳性。

学生：如何理解《金匮要略·五脏风寒积聚病脉证并治》"肾着之病"？

老师："肾着"是《金匮要略》提出的病名。本义是寒湿附着肾经而见腰部寒冷沉重的病证。肾着之病，其人身体重，腰中冷，如坐水中，形如水状，反不渴，小便自利，饮食如故，病属下焦，身劳汗出，衣里冷湿，久久得之，腰以下冷痛，腹重如带五千钱，干姜苓术汤主之。甘草二两，白术二两，干姜四两，茯苓四两，上四味，以水五升，煮取三升，分温三服，腰中即温。肾着病的起因是在劳动以后流汗很多，结果湿的衣服没有及时换掉，如此日积月累就会造成肾着，所以肾着的原因实际上就是里湿太盛。主要症状是身体重着，"腰中冷，如坐水中"，肚脐以下全部都是湿，所以下半身感觉到冰冷。"反不渴，小便自利，饮食如故"，这句说明病不在肠胃，消化系统运作正常。"病属下焦"代表湿在下焦，皮表受寒以后水湿停留于下焦造成的。所以真正产生肾着的原因是脾脏寒湿，困于肾，才叫肾着。仲景重用干姜和茯苓，干姜温中，健脾、温脾，而白术、甘草药量比较少。白术跟茯苓等量用的时候，能够去中焦的湿，现在湿在下焦，要以利尿为主。甘姜苓术汤是甘草、白术各二两，干姜、茯苓各四两。干姜、茯苓加倍，因为湿在下焦。因此腰部重着、冷痛等症，我们可参照这样组方，对症用药，当能药到病除。

学生： 泄泻日久者，如何理解《医宗必读》"是知在脾者病浅，在肾者病深"？

老师： 饮食失节、劳逸失度，日久损伤脾胃，或禀赋不足，脾胃薄弱，均可导致其运化腐熟水谷机能呆滞，清者难升，浊者难降，清浊混淆，宿食蕴结不化而生毒，中气虚损，正气无力抗邪，致使脾胃成受邪之地，邪移大肠，大肠传道功能失司，发为泄泻。《景岳全书·泄泻》："肾为胃关，开窍于二阴，所以二便之开闭，皆肾脏所主。"肾寓命火，有鼓舞脾胃，腐熟水谷的功能，脾主运化受纳，肾主温煦固摄。五脏之伤，穷必及肾，脾虚久泻损及肾阳，脾失温煦，阴寒内生，命门火衰，肾关不固，故久而泄泻。李士材曰："治痢之法……尤有至要者，则在脾肾两脏，如先泄而后痢者，脾传肾，为贼邪，难治；先痢而后泄者，肾传脾，为微邪，易治。是知在脾者病浅，在肾者病深。肾为胃关，未有久痢而肾不损，故治痢不知补肾，非其治也。凡四君、归脾、十全、补中，皆补脾虚，未尝不善。"泄泻一病，有新久之分，新病病浅，多以脾胃受损为主；久病病深，迁延不愈，损及肾阳，脾肾俱虚。所谓新久，新病多为突发、早发的泄泻，多以外邪伤及脾胃，其邪气损伤脾胃，多经过适当治疗后，能快速恢复，所谓病浅也。若泄泻日久，正气虚损，迁延不愈，损伤及肾，肾为先天之本，内寓元阴元阳，元阳受损，不能温煦脏腑，所发之泄泻需调理时间长，所谓久病病深。

学生： "尿浊"与"精浊"之病因病机分别是什么？

老师： 尿浊的病机为湿热下注，脾肾亏虚。多由过食肥甘油腻食物，脾失健运，酿湿生热，或某些疾病病后，湿热余邪未清，蕴结下焦，清浊相混，而成尿浊；或热盛灼络，络损血溢，则尿浊伴血；如久延不愈，或屡经反复，湿热邪势虽衰，但精微下泄过多，导致脾肾两伤，脾虚中气下陷，肾虚固摄无权，封藏失职，病情更为缠绵。此外，脾肾气虚阳衰，气不摄血，或阴虚火旺，伤络血溢，还可引起尿浊夹血。多食肥腻食物，或劳累过度，可使本病加重或复发。

精浊病位在精室，与肝肾两经关系密切。基本病理变化多为湿热、肝郁、肾虚、瘀滞。本病多因外感温热毒邪，或热病后余热未清，热毒蕴结下焦，扰动精室，导致精浊；或偏食肥腻食物，或饮酒过度，以致脾胃运化食物和水液代谢的功能失常，湿热内生，流注下焦，扰于精室，发为精浊；或房事不节，太过频繁，损伤肾精，阴虚火旺，扰动精室，发为精浊；或年老久病，肾阴暗耗，阴虚火旺，扰动精室，发为精浊；或肾阳不足，肾气不充，精室不能闭藏，导致精浊。

学生：《内经》如何认识肥胖，肥胖与"脾瘅"有何关系？

老师：脾瘅之名源自《素问·奇病论》："帝曰：有病口甘者，病名为何？何以得之？岐伯曰：此五气之溢也，名曰脾瘅。夫五味入口，藏于胃，脾为之行其精气，津液在脾，故令人口甘也；此肥美之所发也，此人必数食肥美而多肥也，肥者令人内热，甘者令人中满，故其气令人上溢，转为消渴。"《内经》认为肥胖是脾瘅的源头，消渴由脾瘅转化而来；脾瘅之病主要是因为过食肥甘导致脾胃运化失调，中土壅滞，日久化热，因此"多食而肥"是发为脾瘅的使动因素，与脾瘅的发生发展密不可分。脾瘅的形成和发展过程与现代医学中的代谢综合征极为相似；肥胖症是体内脂肪堆积过多或分布异常导致体重增加，由遗传因素、环境因素等多种因素相互作用导致的慢性代谢性疾病，二者均以肥胖为土壤。肥胖的病位在脾胃，多因饮食失节，饮食堆积中焦，必伤脾胃，中焦斡旋失司，枢机不利，膏脂肥甘进一步堆积，酿湿化热，变证丛生，导致脾瘅的发生。脾胃运化功能正常是身体各脏腑功能之关键，脾胃运化失常致所食之物不能被有效利用，人体所需的营养物质该吸收未吸收，导致虚弱乏力，该排出未排出，导致体内毒素堆积，对于该气化的物质也未进行气化，转化为脂肪滋于皮下，导致肥胖，藏于肝脏，为脂肪肝，积于血管，久之则会硬化。

学生：《素问·咳论》里讲："五脏六腑皆令人咳，非独肺也。"为什么？

老师：《素问·咳论》中曰："五脏六腑皆令人咳，非独肺也。"说明咳嗽的发生虽主要关于肺，但与五脏六腑功能的正常与否关系密切。若临床中不明脏腑审证求因，见咳止咳、见痰治痰是远远不够的。生理上，心主血，肺主气；心属火，肺属金，气血相互依存，相互为用，肺朝百脉，宗气贯心脉而司呼吸。肝主疏泄，肺主肃降、主治节。肝之经脉上入膈膜，分布胁肋，注于肺。脾胃居中焦，为气机升降之枢纽。脾主运化，输布水谷精微，运化水湿。肾与肺经络相连，关系密切，肺司呼吸，肾主纳气以助肺呼吸。五脏咳久可涉及所对应的六腑，反之六腑受邪至本身功能失常也可影响五脏，而致肺失宣肃，肺气上逆作咳。《素问·咳论》云："脾咳不已，则胃受之，胃咳之状，咳而呕，呕则长虫出。肝咳不已，则胆受之，胆咳之状，咳呕胆汁。肺咳不已，则大肠受之，大肠咳状，咳而遗矢。心咳不已，则小肠受之，小肠咳状，咳而矢气，气与咳俱失。肾咳不已，则膀胱受之，膀胱咳状，咳而遗溺。"这也正是中医整体观的体现。

学生：腹痛诊断需要注意什么？

老师：临床工作中，为了能更好地诊断腹痛，可以从腹痛的性质和腹痛的部位来辨证。首先，从腹痛的性质来分，腹痛拘急，疼痛暴作，痛无间断，坚满急痛，遇冷痛剧，得热则减者，为寒痛；痛在脐腹，痛有热感，时轻时重，或伴有便秘，得凉痛减者，为热痛；腹痛时重时轻，痛处不定，伴胸胁不舒，腹胀，嗳气或矢气则痛减轻者，属气滞痛；少腹刺痛，痛无休止，痛处不移，痛处拒按，入夜尤甚，伴面色晦暗者为血瘀痛；因饮食不慎，脘腹胀痛，嗳气频作，嗳后稍舒，痛甚欲便，便后痛减者，为伤食痛；暴痛多实，伴腹胀，呕逆，拒按等；虚痛病程较久，痛势绵绵，喜揉喜按。按腹痛部来分，在心窝部及偏左侧出现中等程度的急性钝痛，最常见的是急性胃炎，伴有恶心、呕吐和饮食不当史。

胃、十二指肠溃疡性疼痛与进食关系密切，疼痛具有反复发作的特点，与季节及精神因素有关，多在秋末春初及精神过于紧张时发病。其中胃溃疡多在餐后30分钟~1小时出现疼痛，胃溃疡的疼痛点位于上腹部偏左；而十二指肠溃疡多为空腹痛、夜间痛，常伴有反酸、烧心等症状，疼痛点位于上腹部偏右。急性胆囊炎、胆石症多为突然发作的右上腹持续性疼痛，可放射至右肩、背部，多因进食油腻食物后而诱发，常伴有恶心及呕吐，呕吐物中可含有胆汁，严重时有发热及黄疸表现。急性胰腺炎是较为严重的疾病，多发生于中年以上、体型肥胖者，常于饱餐及饮酒后发病，表现为逐渐加剧或突发的上腹部持续性剧烈疼痛，向左腰、背部呈带状放射，伴有恶心、呕吐及腹胀感，严重时，疼痛可扩展至全腹，并出现四肢冰凉、出冷汗、脉搏微弱、血压下降等严重症状，如不及时治疗，可危及生命。急性心肌梗死、肺炎及阑尾炎的早期，也可出现上腹部痛，常易被误诊。

急性中下腹痛，主要位于肚脐周围，呈钝痛或阵发性绞痛，腹内咕噜咕噜的肠鸣声可增加，多伴有腹泻，大便呈稀糊状或水样，是急性肠炎的表现；如果大便内有脓血，并伴有发热，则应考虑细菌性痢疾。急性阑尾炎在右下腹具有固定的压痛点，有时还伴有恶心、呕吐症状；急性肠梗阻可表现为突发性的肚脐周围阵发性绞痛，伴有恶心、呕吐及腹胀，无排便排气，腹部X线透视可诊断；如果绞痛位于侧腹部或腰区，并向下放射，应考虑尿路结石的可能；妇科疾病，如急性盆腔炎、卵巢囊肿蒂扭转及宫外孕破裂等，多表现为下腹部疼痛，需加以鉴别。

突然发作的全腹疼痛多为外科疾病所致，包括弥漫性腹膜炎，腹腔内出血等。弥漫性腹膜炎多由于阑尾炎、溃疡病、胆囊炎、肠梗阻等病引起的穿孔所致，腹腔内出血引起的全腹疼痛常由于肝、脾破裂或宫外孕破裂所致，严重时均会出现四肢冰冷、面色苍白、出冷汗、脉搏微弱、血压下降等休克症状。慢性腹痛大多起病缓慢，病程长或急性起病后转变为迁延型（或间歇性）的腹痛。常见引起慢性上腹痛的疾病有慢性胃炎、慢性胆囊炎、胆石症、胃癌、肝癌、胰腺癌等。

第八章　调护经验

学生：求问慢性腰肌劳损的手法治疗选择思路，及日常养护应注意什么？

老师：慢性腰肌劳损的病机为肾虚为本，寒湿为标，瘀血纵贯整个病程。推拿治疗以舒筋活血、益肾强腰为原则，在手法的选择上以温热解痉手法为主，遵循"轻—重—轻"的治疗思路，采用柔和的㨰法、推拨法等放松表浅肌肉，继而采用强刺激的弹拨法、镇静点穴法解痉，治疗重点为劳损处结节、压痛；慢性腰肌劳损患者常存在异常受力导致关节紊乱，故而常选用定位斜扳法整复关节，再以柔和的㨰法、推拨法等放松表浅肌肉，最后以点按肾俞、腰阳关、委中穴，搓擦法温筋活血收尾。

慢性腰肌劳损常由异常姿势、感受寒凉所致，故而日常养护应注意防寒保暖，避免长时间保持一固定姿势，如久坐、久站等；同时应增强体质，加强腰背部的肌肉功能锻炼，如传统保健功法易筋经、八段锦等增强体质，"小燕飞"增强腰背肌肌肉强度。

学生：第三腰椎横突综合征手法治疗疗效确切，但较易复发，如何避免其反复发作？提高预后治愈率？

老师：第三腰椎横突比其他腰椎的后伸曲度大，向侧方延伸最长，位于腰椎中部，两侧腰椎横突连线形成以第三腰椎横突尖为顶点的纵长菱形。第一、二腰椎横突外侧有下部肋骨覆盖，第四、五腰椎横突深居于髂骨内侧，只有第三腰椎横突缺乏肋骨及髂骨保护，因而易受损害。腰椎横突末端附着不少与躯干活动有密切关系的肌肉及筋膜，主要有腹横肌、腰方肌、腰大肌、骶棘肌及腰背筋膜。坚强的腰背筋膜深层附着于腰椎横突末端、季肋及髂嵴，腹横肌移行于腰背筋膜而附着于横突。腹内压的变化可通过腹横肌而影响到横突末端的组织。第三腰椎位于腰前凸曲线之顶点，背阔肌的髂腰部分纤维止于第三腰椎横突，腰大肌的部分肌纤维也止于此处，骶棘肌的一部分肌纤维也止于此，因此，第三腰椎成了腰椎的活动中心，起到了类似接力站的作用，为腰椎屈、伸、侧弯及旋体的枢纽，所受的杠杆作用最大。而第三腰椎横突更是受力点。过度频繁地弯腰转腰，长期坐姿不正都可导致腰部肌肉筋膜劳累及摩擦牵张损伤，造成局部组织出血、渗出、粘连增生，形成无菌性炎症，并可造成第三腰椎横突附近神经血管束的卡压，从而引起第三腰椎横突综合征，通过各种方法治疗恢复后，为了防止复发，我们可以采用以下一些方法，首先是避免上述不当动作姿势，其次还需主动进行腰部肌肉力量锻炼，如燕飞式、五点支撑、单杠悬吊等动作以增加腰椎稳定性，减少腰部横突附近急慢性损伤的概率，也可系统练习传统养生功法，如八段锦、易筋经、五禽戏等，达到舒经通络、益气养血、强筋壮骨的目的，防止该疾病的复发。

学生：经、带、胎、产为女子重要生理时期，其治疗应以何为要？

老师：月经病，其调经之法，重在补肾调肝健脾和胃、调理冲任气血。因肾主生殖而藏精，肾为天癸之源，冲任之本，月经的产生和调节以肾为主导，故调经以补肾为首要治法。补肾重在补益肾精和温养肾气，使阴生阳长，阴平阳秘，阳得阴助而泉源不竭，阴得阳升而生化无穷。脾胃为后天之本，气血生化之源，气机升降之枢纽，脾主中气而统血。健脾重在运脾除湿，益气摄血。肝藏血主疏泄，体阴而用阳，女子以血为本，易为情志所伤，经孕产乳以血为用，血常不足，造成肝气郁结和肝血亏虚。调肝重在理气解郁，通调气机，养血柔肝。调理冲任是治疗妇科病的最终目的，冲任气血充盛和调，血海按期满盈，胞宫定时藏泻，月经信而有期。

带下病，重在调理任带二脉。内治以调理脏腑，或除湿止带，或滋阴润泽；外治以驱邪、解毒、杀虫。

妊娠病的治疗以治病与安胎并举。首先要分清母病、胎病。因病而致胎动不安者，重在治病，病去则胎自安；因胎不安而致母病者，重在安胎，胎安则病自愈。第二，安胎的具体方法是以补肾健脾，清热养血为主。补肾是固胎之本，培脾是益血之源，本固血充则胎自安。又孕后血聚养胎，阴血偏虚，阴虚生热，热甚血不循经，胎失所养，或热扰胎元，使之不安。清热养血，使血能循经，以养其胎。妊娠病的治疗过程中要注意动态观察胎儿发育及母胎健康状况，若胎元异常，或胎堕难留，或胎死腹中，或严重影响母体健康，均宜下胎益母。

产后病的治疗应注意补虚与祛邪的关系。即产后多虚应以大补气血为主，但其用药须防滞邪、助邪之弊；产后多瘀，当以活血化瘀之法，然又须佐以养血，使祛邪而不伤正，化瘀而不伤血。同时，应注意产后用药的"三禁"，即禁大汗，以防亡阳；禁峻下，以防亡阴；禁通利小便，以防亡津液。同时调理饮食起居，畅情志，禁房事，护理好外阴及乳房，及时修复治疗产伤，预防邪毒内侵。此外，对产后急危重症，如产后血晕、产后血崩、产后痉证、产后发热等，须及时明确诊断，必要时中西医结合治疗。